CLAUDIA LENZ

TRIGGER-PUNKTE
SELBST BEHANDELN

Wie Sie **schmerzhafte Muskelverhärtungen** einfach **auflösen** können

CLAUDIA LENZ

TRIGGER-PUNKTE SELBST BEHANDELN

Wie Sie **schmerzhafte Muskel-verhärtungen** einfach **auflösen** können

Orbisana
GESUNDHEITSWELT

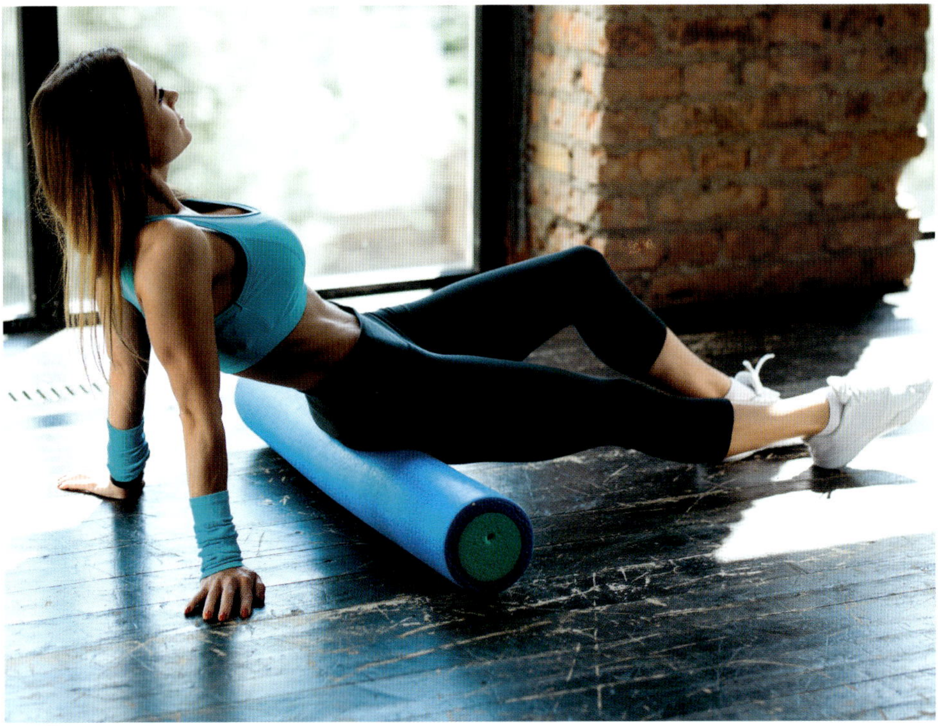

Inhalt

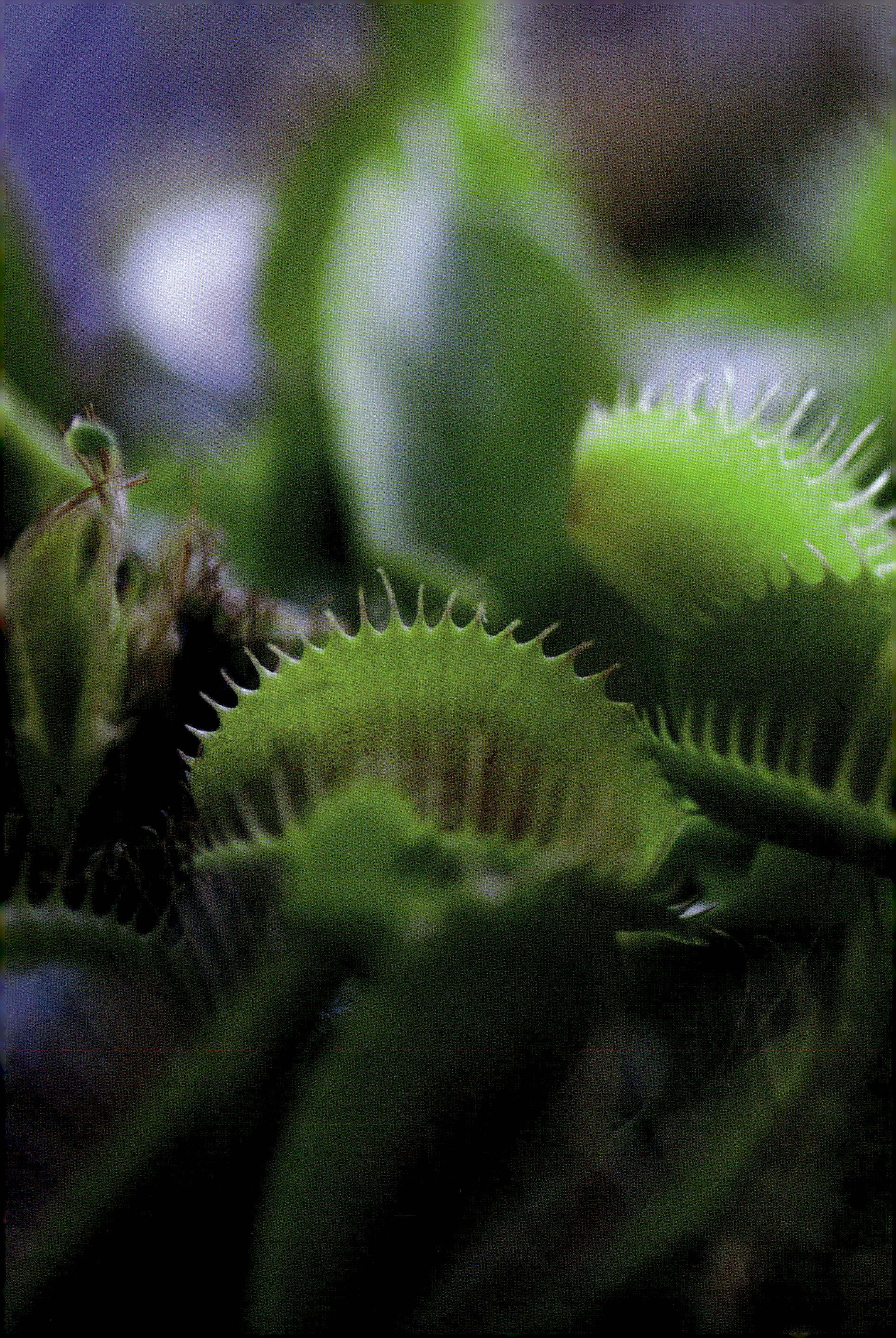

Einleitung

Selbst aktiv werden gegen Triggerpunkt-Schmerzen

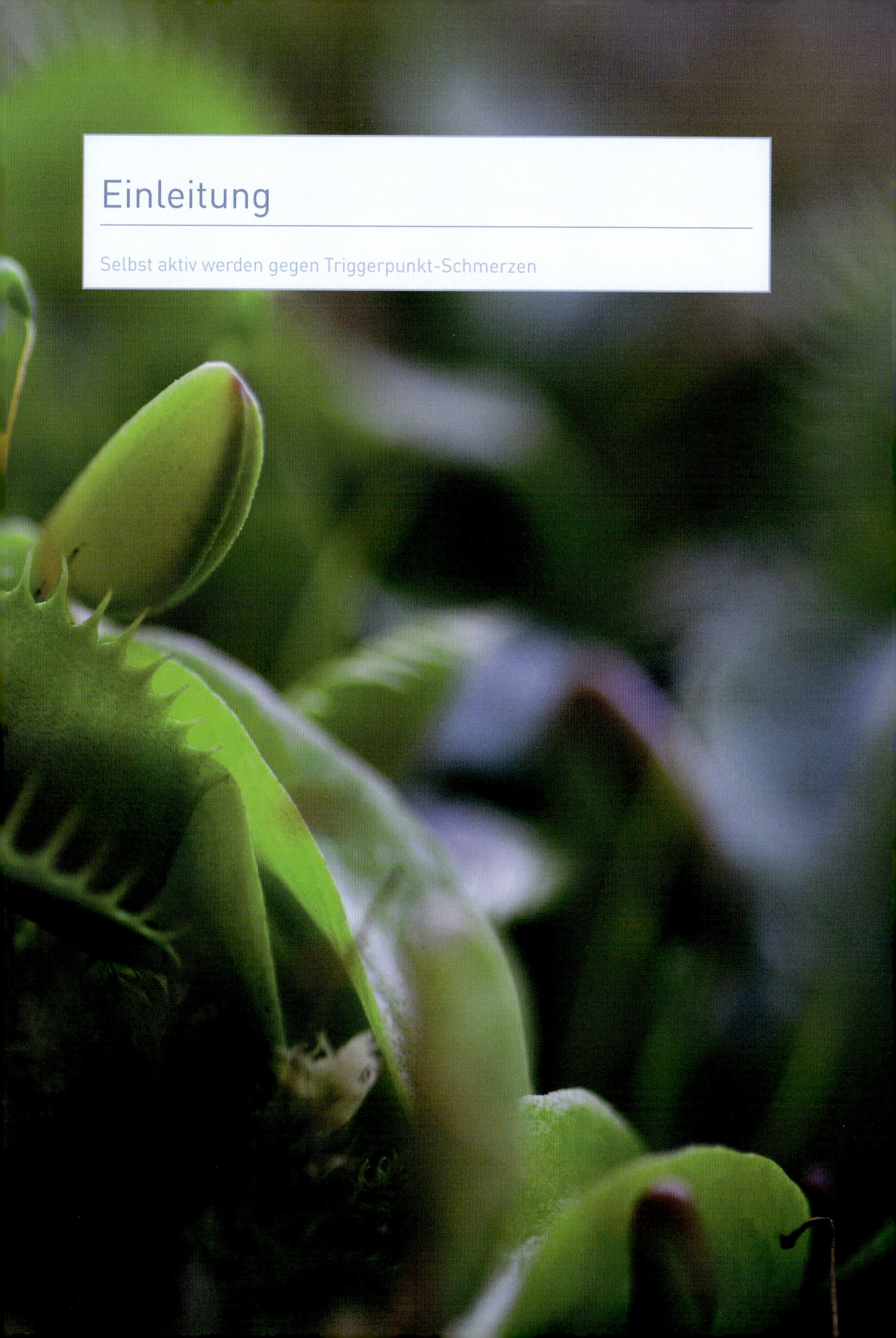

Drücken Sie den Schmerz weg!

Es schmerzt, und es lässt sich dennoch keine Ursache am Ort der Pein entdecken.

Es schmerzt an bestimmten Stellen, wo Sie gleichzeitig auch eine Verhärtung im (Muskel-)Gewebe gut ertasten können.

Die Ursache für beide Arten von Schmerzen sind häufig sogenannte Triggerpunkte. Diese schmerzhaften Knötchen im Muskelgewebe sind zwar grundsätzlich nicht gefährlich, können aber unbehandelt ernsthafte Auswirkungen auf das Allgemeinbefinden haben. Neben Schmerzen und Bewegungseinschränkungen am Triggerpunkt selbst können diese verhärteten Stellen im Muskelgewebe nicht nur Entzündungen in benachbarten Geweben sowie rätselhafte Schmerzen in weit entfernten Bereichen des Körpers auslösen. Sie können auf lange Sicht noch viel weitergehende Erkrankungen verursachen, z. B. Blutdruckprobleme oder auch psychische Probleme. Triggerpunkte können unbehandelt eine erhebliche Belastung für die Betroffenen darstellen.

Die schlechte Nachricht: Jeder Mensch kann Triggerpunkte bekommen. Sie können in jedem Alter und in jedem möglichen Bereich des Körpers entstehen. Zu den Auslösern gehören:

→ Fehlbelastung
→ Überbelastung ebenso wie Unterbelastung bzw. Bewegungsmangel
→ akute Verletzungen (Prellungen, Blutergüsse)
→ eine ungesunde Lebensweise mit zu viel Stress und ungesunder Ernährung

Die gute Nachricht: Mit den passenden Therapieansätzen – insbesondere in Form einfach durchzuführender Selbstbehandlung – lassen sich Triggerpunkte sehr effektiv behandeln. Dabei geht es zum einen um die Behandlung von bereits bestehenden Muskelverhärtungen mit Fingern, Händen oder auch einfachen Hilfsmitteln. Zum anderen geht es um eine ganzheitlich gesunde Lebensweise, die nicht nur dazu beitragen kann, dass bestehende Triggerpunkte verschwinden, sondern auch dazu, die Entstehung weiterer Muskelknötchen zu verhindern.

So leben Sie muskelgesund!

Während es leicht nachzuvollziehen ist, dass verletztes Gewebe – Prellungen und Blutergüsse eingeschlossen – zu hartnäckigen Verkrampfungen in der betroffenen Muskulatur führen kann, sind viele andere Ursachen ungleich häufigere Auslöser.

Besonders gefährdet für die Bildung von Muskelverhärtungen sind Menschen, die viel und lange am Stück sitzen (müssen), ebenso all diejenigen, die Fehlhaltungen haben, sowie Personen, die jeden Tag – sei es im Beruf, sei es zuhause – ständig die gleichen und dabei wenig unterschiedliche Bewegungsabläufe durchführen. Auch die Überbelastung einzelner Körperbereiche durch zu viel Sport, ungünstige Schlafpositionen oder Schonhaltungen aufgrund von Schmerzen können die Ursache dafür sein, dass Triggerpunkte entstehen. Nicht zuletzt kann auch eine Unterversorgung mit Mikronährstoffen (z. B. Eisen und B-Vitamine) bzw. eine insgesamt unausgewogene Ernährung mit dazu beitragen, dass diese schmerzhaften kleinen Knötchen entstehen.

Lesen Sie auf den folgenden Seiten einiges über Hintergründe und Zusammenhänge, erfahren Sie, mit welchen einfachen Mitteln und Übungen Sie Triggerpunkte selbst behandeln können. Und lernen Sie die vielen Möglichkeiten kennen, mit denen Sie selbst dazu beitragen können, die Neubildung von Triggerpunkten zu verhindern – etwa durch einen besseren Umgang mit Stress, eine allgemein gesunde Lebensweise sowie eine entgiftende und das Gewebe entlastende Ernährung.

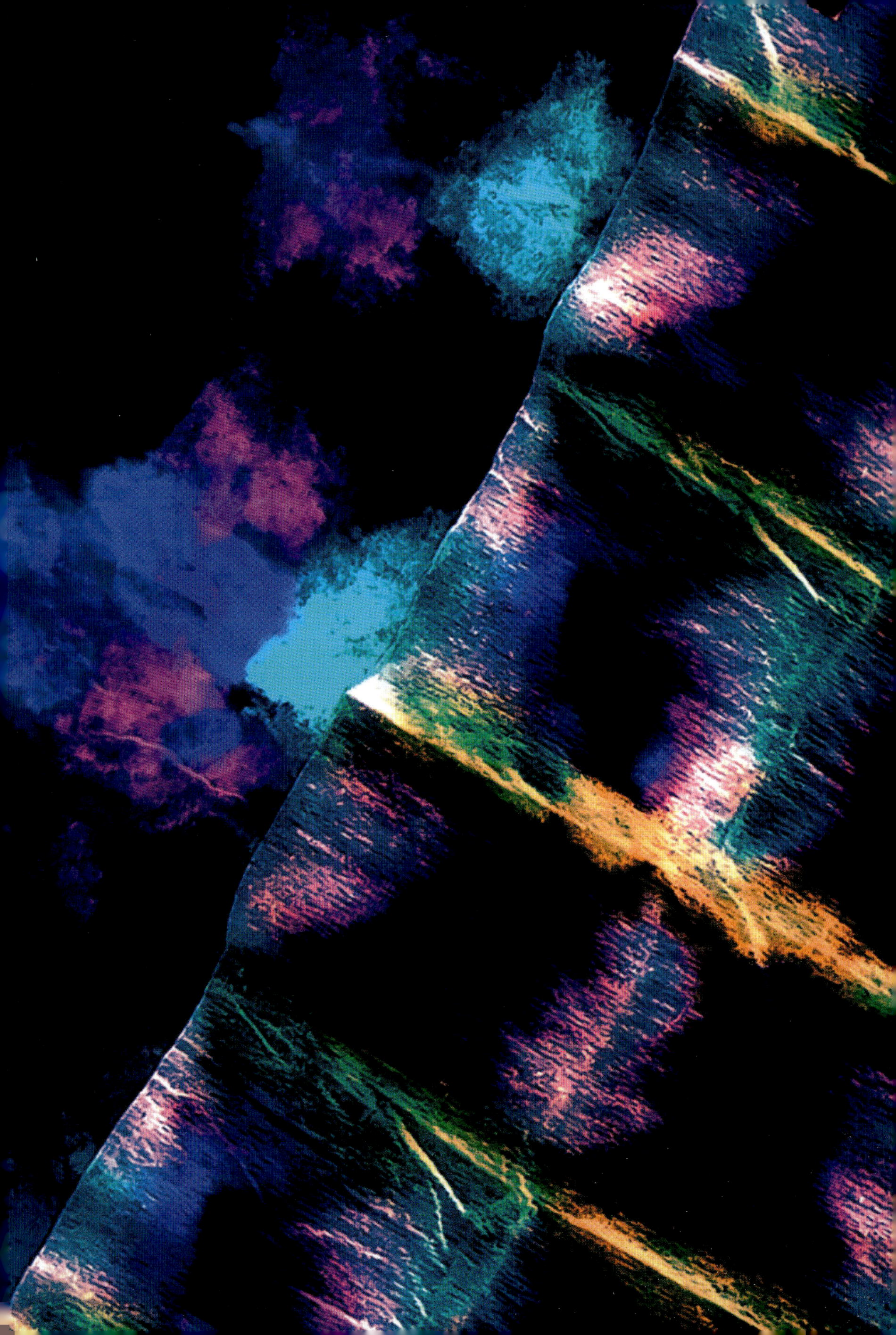

Triggerpunkt–Basiswissen

Was schmerzt wo und warum?

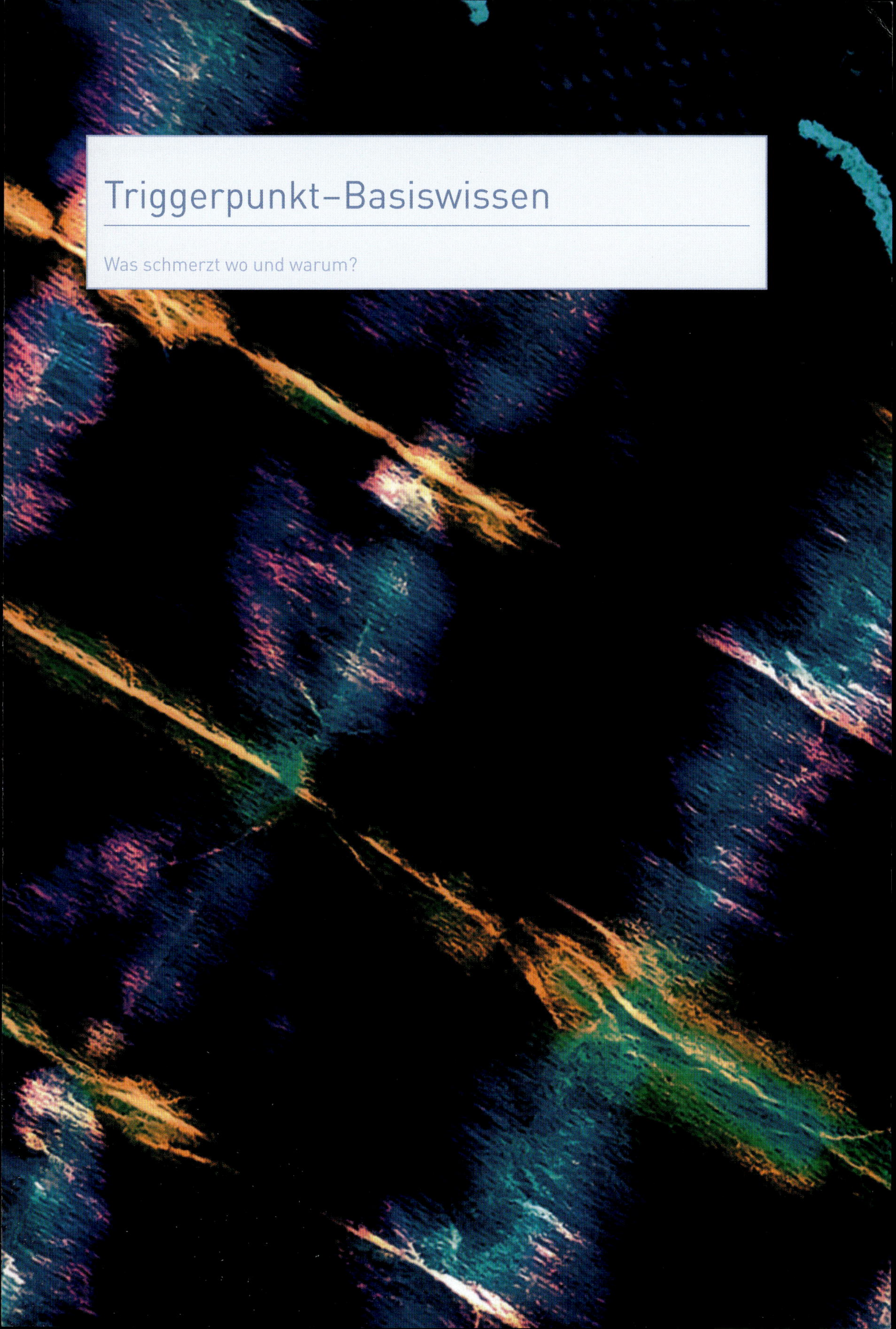

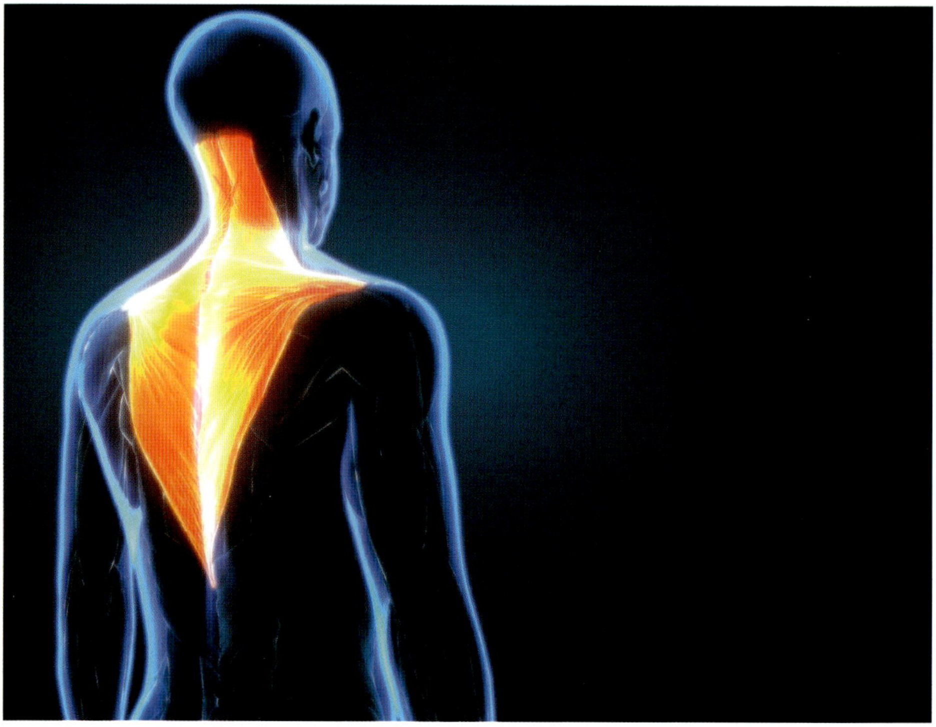

Viele Schmerzen können auf Triggerpunkte zurückgeführt werden

Das Wort »triggern« kommt aus dem Englischen und bedeutet so viel wie »auslösen«, »erzeugen«. Im Fall von muskulären bzw. myofaszialen Triggerpunkten heißt dies zunächst, dass die verhärteten Stellen einen Schmerz am eigentlichen Ort der verkrampften Fasern erzeugen können. Dazu kommt aber noch in vielen Fällen, dass die lokalen Verhärtungen Auswirkungen in entfernte Strukturen haben, also auch an ganz anderen Stellen im Körper Schmerz auslösen können.

Beispiele:

→ Ein muskulärer Triggerpunkt im Muskel, der unseren oberen Rücken stabilisiert, uns die Schulter und die Arme anheben lässt (Musculus trapezius) kann verantwortlich sein für Kopfschmerzen, häufig im Hinterkopf oder im Schläfenbereich (s. Bild).

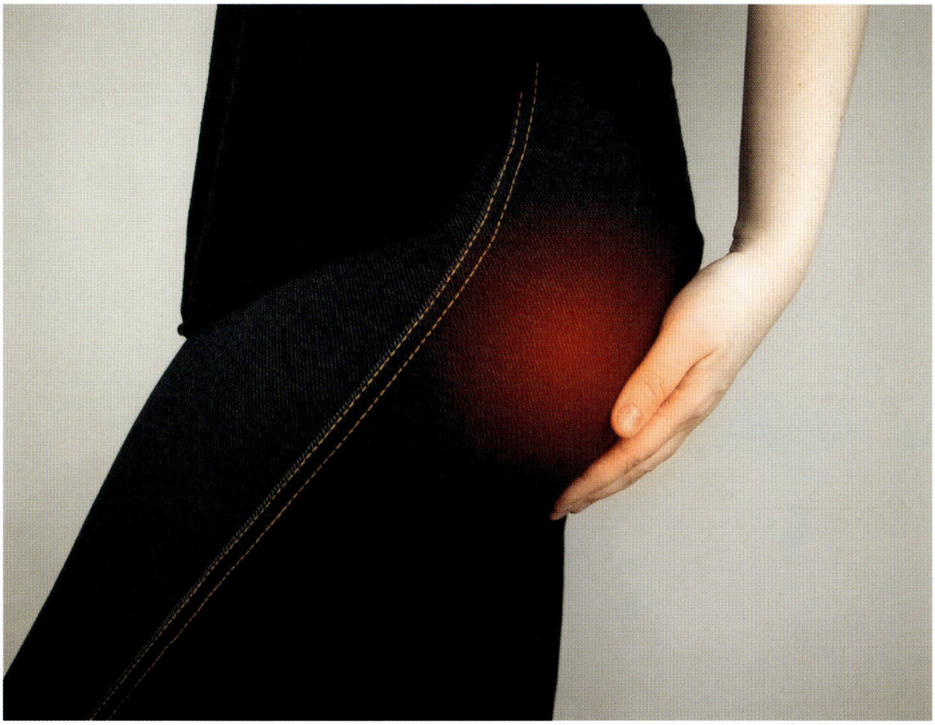

→ Ischiasbeschwerden, diese fies in den Oberschenkel hineinziehenden Schmerzen, haben gar nicht so selten ihre Ursache in der Gesäßmuskulatur und nicht – wie man zuerst und schulmedizinisch vermuten würde – in der Wirbelsäule und einer verschobenen Bandscheibe. Mehr dazu im Praxisteil auf S. 60.

! **Triggerpunkte** können im Nahbereich aufgrund der Schmerzen Bewegungseinschränkungen auslösen. Im Fernbereich können ebenfalls solch bewegungsbehindernde Schmerzen auftreten, doch häufig sind die ausgelösten Schmerzen auch stark psychisch beeinträchtigend, etwa bei Kopfschmerzen oder Tinnitusgeräuschen.

Die Ursachen für Schmerzsyndrome herauszufinden, ist besonders schwierig, wenn die Auslöser weit entfernte Triggerpunkte sind. In diesem Fall hilft es nicht, am Ort des auftretenden Schmerzes zu behandeln, es muss die Ursache, also der eigentliche Triggerpunkt gefunden werden. Das geht oft nur mithilfe von erfahrenen PhysiotherapeutInnen. Scheuen Sie nicht die Mühe, einen – oft langfristig zu planenden – Termin zu vereinbaren. Mit der professionellen Diagnose steht Ihnen der Weg zu einer wirkungsvollen, ggf. begleitenden Eigenbehandlung offen, zu der in den folgenden Kapiteln hilfreiche Hinweise und viele Anleitungen gegeben werden.

Anatomische Grundlagen

Triggerpunkte können sich nicht nur im Bereich des Muskelbauches befinden, sondern auch in den Sehnen, mit denen der Muskel beginnt bzw. in die er ausläuft und mit denen er an anderen Strukturen andockt. Nicht zuletzt können sich auch direkt am Knochen, am Anheftungspunkt einer Sehne auf der Knochenhaut, ausgesprochen schmerzhafte Triggerpunkte ausbilden (s. Abb.).

In der Medizin unterscheidet man daher folgende Arten von Triggerpunkten:

- → im Muskel selbst befindliche (fachsprachlich myofasziale) Triggerpunkte
- → in den dem Muskel angelagerten oder benachbarten Bindegeweben befindliche:
  - → die Sehnen und Bänder betreffende (fachsprachlich tendinöse und ligamentäre) Triggerpunkte
  - → die Knochenhaut, an der Muskeln über Sehnen und Bänder angewachsen sind, betreffende (fachsprachlich periostale) Triggerpunkte
  - → das Unterhautgewebe betreffende (fachsprachlich subkutane) Triggerpunkte

Die im Muskel befindlichen Triggerpunkte sind nicht nur die häufigsten, sondern auch die am weitaus besten untersuchte Art der schmerzhaften und schmerzauslösenden verhärteten Stellen. Daher werden sich die weiteren Ausführungen in diesem Buch auf myofasziale Triggerpunkte beziehen.

Muskel schematisch

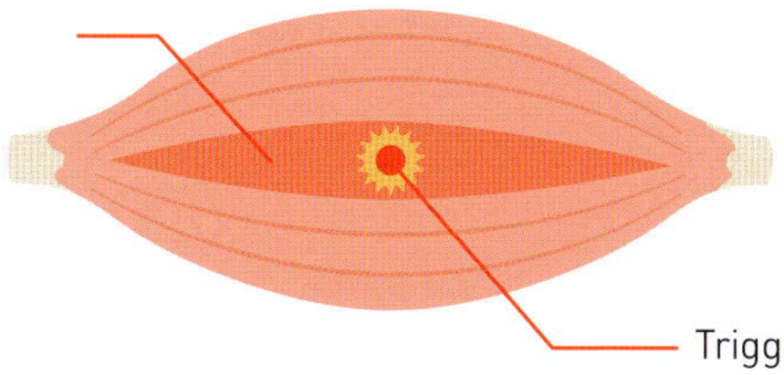

Mikroskopische Sicht in den Muskel

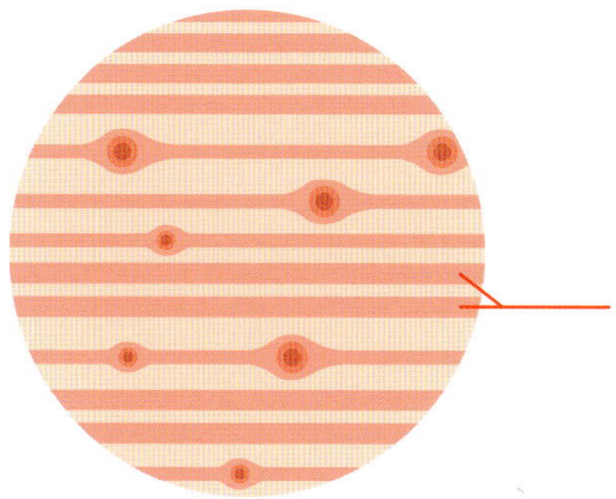

Zum besseren Verständnis:

→ myo- bezeichnet in der Anatomie alles, was mit Muskeln zu tun hat

→ faszi- bezeichnet in der Anatomie alles, was mit den die Muskelfaser(bündel) umhüllenden Strukturen zu tun hat

Myofasziale Triggerpunkte sind in der Muskulatur als fühlbar begrenzte harte Stränge oder Knoten zu ertasten. Die Verhärtungen sind meist stark druckempfindlich.

Welche Körperregionen können betroffen sein?

Wenn man sich bewusst macht, dass unser Körper in allen Regionen große und kleine Muskeln aufweist – insgesamt weit mehr als 600 –, wird recht schnell klar, dass sich Triggerpunkte grundsätzlich überall im Körper befinden können.

Insbesondere an Bereichen, die häufiger zu Überbelastungen oder Fehlhaltungen neigen, können sich an vielen Stellen Triggerpunkte bilden. Zu diesen Körperpartien gehören unter anderem der Rücken, der Nacken und die Schultern. Weitere Triggerpunktzonen befinden sich im Hüft- und Gesäßbereich, am Oberschenkel sowie an den Armen. Vor allem sehr kräftige Muskeln können durch Überlastung so verhärten, dass sich Triggerpunkte bilden. Nicht zuletzt deshalb leiden auch viele Menschen im Bereich der Kaumuskulatur an (oftmals ausstrahlenden) Triggerpunkten.

Ursachen der Bildung von Triggerpunkten

Triggerpunkte können sowohl durch eine akute oder auch ständige Überlastung einer bestimmten Körperregion entstehen oder auch aus einer Schonhaltung heraus.

Besonders bei vorgeschädigten großen Gelenken (Knie, Hüfte, Schulter) und dadurch verursachten Bewegungseinschränkungen bilden sich oft unvermeidbar schmerzhafte Triggerpunkte in der anliegenden Haltemuskulatur.

Das Triggerpunkt-Schmerzsyndrom kann sich nach und nach zum Teufelskreis entwickeln: Denn die wirklichen Ursachen der Schmerzen und der Einschränkungen der Mobilität sind irgendwann gar nicht mehr erkennbar. Hier hilft dann nur noch eine umfangreiche Diagnostik beim Hausarzt in enger Verbindung mit FachärztInnen aus verschiedenen Bereichen der Physiotherapie.

Eine gute Nachricht: Sobald die triggernden Stellen aufgefunden sind, können Sie Ihre Schmerzen auch – zunächst vielleicht begleitend, später aber komplett – in Eigenregie wirkungsvoll behandeln. Einige Anleitungen dafür finden Sie im folgenden Kapitel.

Hier nochmals die bedeutendsten Auslöser für Triggerpunkte:

- → Fehlbelastung (u. a. auch durch Schonhaltungen)
- → Überbelastung
- → Unterbelastung/Bewegungsmangel
- → akute Verletzungen (Prellungen, Blutergüsse)
- → Schonhaltungen
- → akute Überlastung
  - → Traumata (z. B. Sturz-, Schlag-, Schnitt-, Schleudertrauma)
  - → akute Überdehnung
- → chronische Überlastung
  - → durch immer wieder die gleiche monotone Bewegung
  - → durch langandauernde statische Belastung
- → Entzündungen in benachbarten Gelenken (Krankheiten aus dem rheumatischen Bereich, Verletzung, entstanden durch Abnutzung aufgrund andauernder übermäßiger Belastung)
- → übermäßiger psychischer Stress, der zu einer höheren Grundanspannung des Gewebes führt (Nervenreizung)
- → Mangelernährung des Gewebes (z. B. durch zu hohe Grundspannung oder auch durch schlechte Ernährung)
- → Auch psychische Belastungen (und Erkrankungen) können Triggerpunkte aktivieren und dadurch körperliche Beschwerden auslösen (s. Kasten S. 18)

Psychische Probleme führen oft zur Bildung von Triggerpunkten

Stress, große Sorgen und auch psychische Erkrankungen führen sehr häufig zu einer veränderten Körperspannung. Wir verkrampfen unbewusst, teils am gesamten Körper, teils nur in bestimmten Körperregionen.

Wenn dies über einen längeren Zeitraum anhält, werden Muskeln wegen der Verkrampfung nicht mehr ausreichend mit Sauerstoff versorgt, womit der Muskelstoffwechsel blockiert ist. Muskelfasern erstarren im verkrampften Zustand, Muskelknötchen treten auf, die nicht mehr durch reine Entspannungsübungen rückgängig gemacht werden können.

Diese schmerzenden myofaszialen Verhärtungen (Triggerpunkte) können durch manuelle Behandlung, wie sie im folgenden Kapitel beschrieben wird, gut gelockert werden.

Um ein rasches Wiederverkrampfen zu vermeiden und langfristig psychisch bedingte muskuläre Triggerpunkte zu verhindern, braucht es allerdings begleitend Entspannungs- und Verhaltenstraining (mehr dazu ab S. 76). Nur wer lernt, langfristig gut mit belastenden und stressigen Situationen umzugehen, kann sich auch wirkungsvoll vor dem (wiederholten) Auftreten von psychisch bedingten myofaszialen Triggerpunkten schützen.

Arten von Triggerpunkten

Aktive Triggerpunkte sind in jedem Fall schmerzhaft, manche ausschließlich bei Bewegung, manche auch in Ruhe.

→ Eher selten kommen Triggerpunkte mit nur lokaler Schmerzentwicklung vor, bei denen es also ausschließlich an der Stelle, an der die Fasern im Muskel zusammengezogen sind (sehr) wehtut.

→ Oft strahlt der Schmerz noch in einem gewissen Radius rund um den Triggerpunkt herum aus. Denn in den zusammengekrampften Muskelbereichen kann das Gewebe weniger gut versorgt werden, was wiederum auch angrenzende Gewebe (z. B. Faszien) beeinträchtigen und deshalb dort ebenfalls zu Schmerzempfindungen führen kann.

→ In den weitaus häufigsten Fällen, löst ein aktiver Triggerpunkt neben dem lokalen Schmerz zugleich noch einen Schmerz aus, der sich in ganz anderen Regionen als die verhärtete Stelle befindet.

Das nennt man Schmerz-Projektion oder ganz einfach auf Deutsch »Fernwirkung des Triggerpunkts«.

Fernwirkungen von Triggerpunkten

Ein Muskel, der verkrampfte Anteile hat, verkürzt sich. Das wiederum hat Auswirkungen auf die Muskelenden, also die Sehnen, die dann unter Dauerzug stehen, was die Sehne selbst und auch das umliegende Gewebe schmerzhaft und entzündlich reizt. Die Verkürzung kann sich aber noch viel weiter weg im Körper auswirken, weil unser Körper von langen Muskelketten – von der Halsregion bis zu den Füßen bzw. umgekehrt – durchzogen ist. Jede Veränderung der Muskelspannung innerhalb dieser Kette kann schmerzhafte Auswirkungen die Kette entlang nach oben bzw. unten haben (mehr zu Muskelketten im Zusammenhang mit der Selbstbehandlung finden Sie ab S. 33).

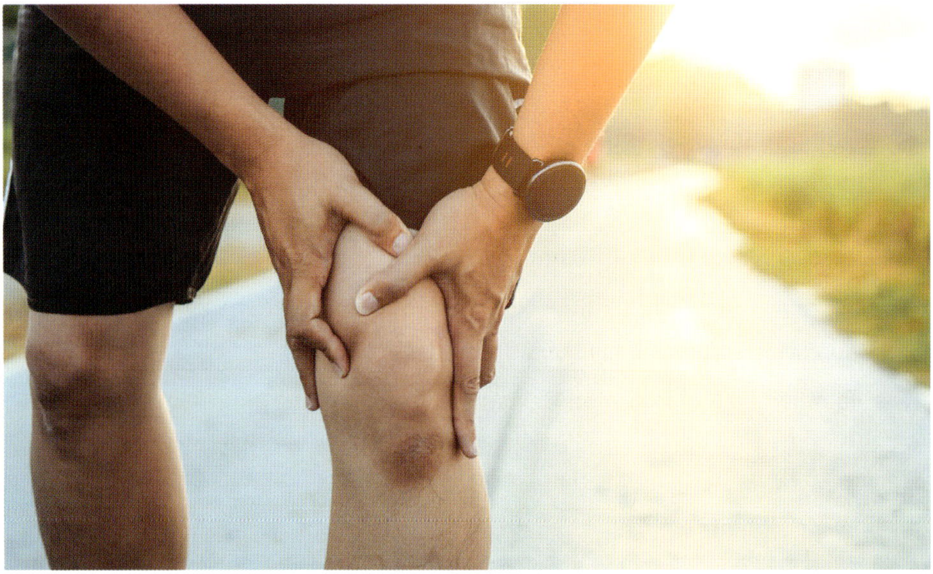

Info: Die Fernwirkung von Triggerpunkten stellt für Betroffene oft die weitaus größere Belastung dar als die ursächliche verhärtete Stelle im Muskel. Denn an einem Fernpunkt müssen – auch noch nach der erfolgreichen Behandlung des auslösenden Triggerpunkts – oft erst Entzündungen langwierig abklingen, bevor auch diese Region wieder schmerzfrei ist.

Fernwirkungen von Triggerpunkten treten häufig in folgenden Körperregionen auf:

→ Stirn, Augen- und Schläfenbereich
→ Hinterkopf
→ Zähne
→ Nacken und gesamter Schulterbereich
→ gesamter Rücken
→ Beckenbereich
→ hinterer Oberschenkel und Knie
→ Waden (und Achillessehne)
→ Fußsohle und Achillessehne

Hinweise auf Triggerpunkte – häufig verkannte Fernwirkungen

Alltägliche Beschwerdebilder, die durch aktivierte Triggerpunkte hervorgerufen werden können, befinden sich oft weit entfernt von den sie auslösenden verkrampften Muskelfasern und werden daher häufig lange Zeit nicht mit Triggerpunkten in Verbindung gebracht. Dazu gehören u. a.:

→ Kopfschmerzen, Migräne und Ohrgeräusche (Tinnitus)

→ Taubheitsgefühl in Armen/Beinen und insbesondere in den Fingern

→ Schwindel(anfälle)

→ anfallsweises Herzrasen bzw. Engegefühl im Brustkorb

→ Schmerzen in der Umgebung des Knies

→ Schienbeinschmerzen, Wadenkrämpfe

→ Fußschmerzen

Auslöser dieser Beschwerden sind sehr häufig Muskeln im Schulter- und Rückenbereich, im Hüft- und Gesäßbereich sowie im Oberschenkel.

Wenn Sie wiederholt und über längere Zeit bestehend solche Beschwerden haben und bisherige Behandlungen nicht geholfen haben, dann wenden Sie sich an einen Physiotherapeuten/eine Physiotherapeutin, der/die Triggerpunkte kennt und behandeln kann. Das ist oft ein hilfreicher Weg zu einer erfolgreichen Selbst-(Mit-)Behandlung.

Einige besonders häufige durch myofasziale Triggerpunkte ausgelöste Schmerzsyndrome sind in der Tabelle auf S. 30 aufgeführt.

Auswirkungen von Triggerpunkten

In der Regel gehen Triggerpunkte mit einer Bewegungseinschränkung einher – sowohl am eigentlichen Entstehungsort und dem betroffenen Muskel als auch an dadurch betroffenen Fernpunkten.

Die lokal erhöhte Muskelspannung kann zu lokalen Muskelschmerzen, zu Schmerzen durch das Einklemmen von Nerven und – bei Schnellkraft-Bewegungen – sogar zu Muskelfaserrissen führen.

Folgeprobleme einmal entstandener und lange unbehandelter Triggerpunkte können Gelenkfehlstellungen sein, die zum einen aufgrund der Muskelverkürzung, zum anderen aufgrund einer wegen der Triggerpunktschmerzen eingenommenen Schonhaltung. Dies wiederum kann eine Überlastung anderer, dem Gelenk nachgelagerter Muskelbereiche nach sich ziehen – und damit die Entstehung weiterer Triggerpunkte.

Um diesen beginnenden Teufelskreis zu durchbrechen, macht es Sinn, frühzeitig myofasziale Triggerpunkte aufzuspüren, bzw. ungeklärte Schmerzen mithilfe einer Fachperson (Ärztin, Therapeut) ggf. auf solche zurückzuführen und zeitnah zu behandeln.

Wie Sie selbst effektiv zur Behandlung beitragen können – und hierzu gibt es vielfältige Möglichkeiten – wird Ihnen im folgenden Kapitel vorgestellt.

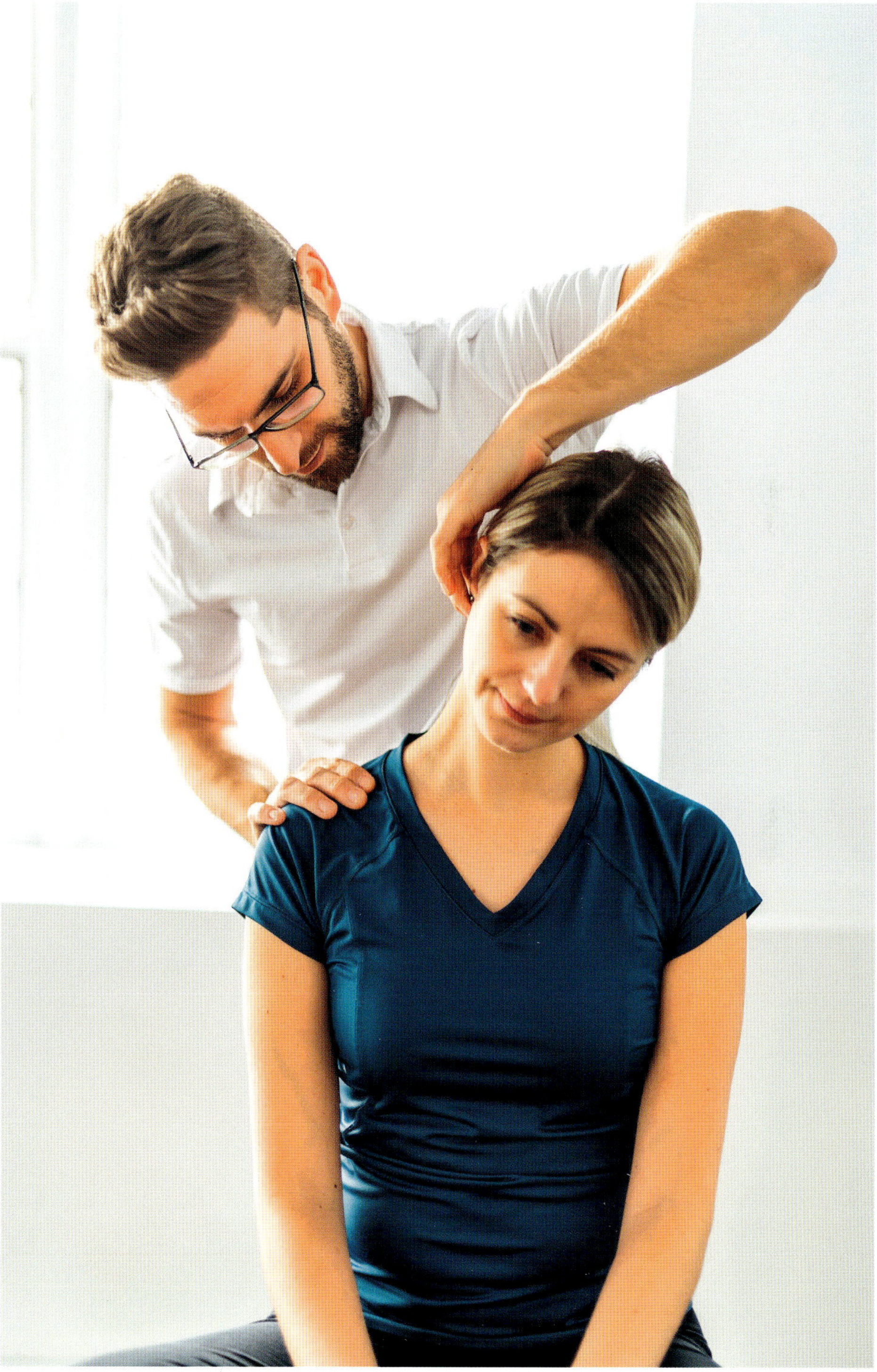

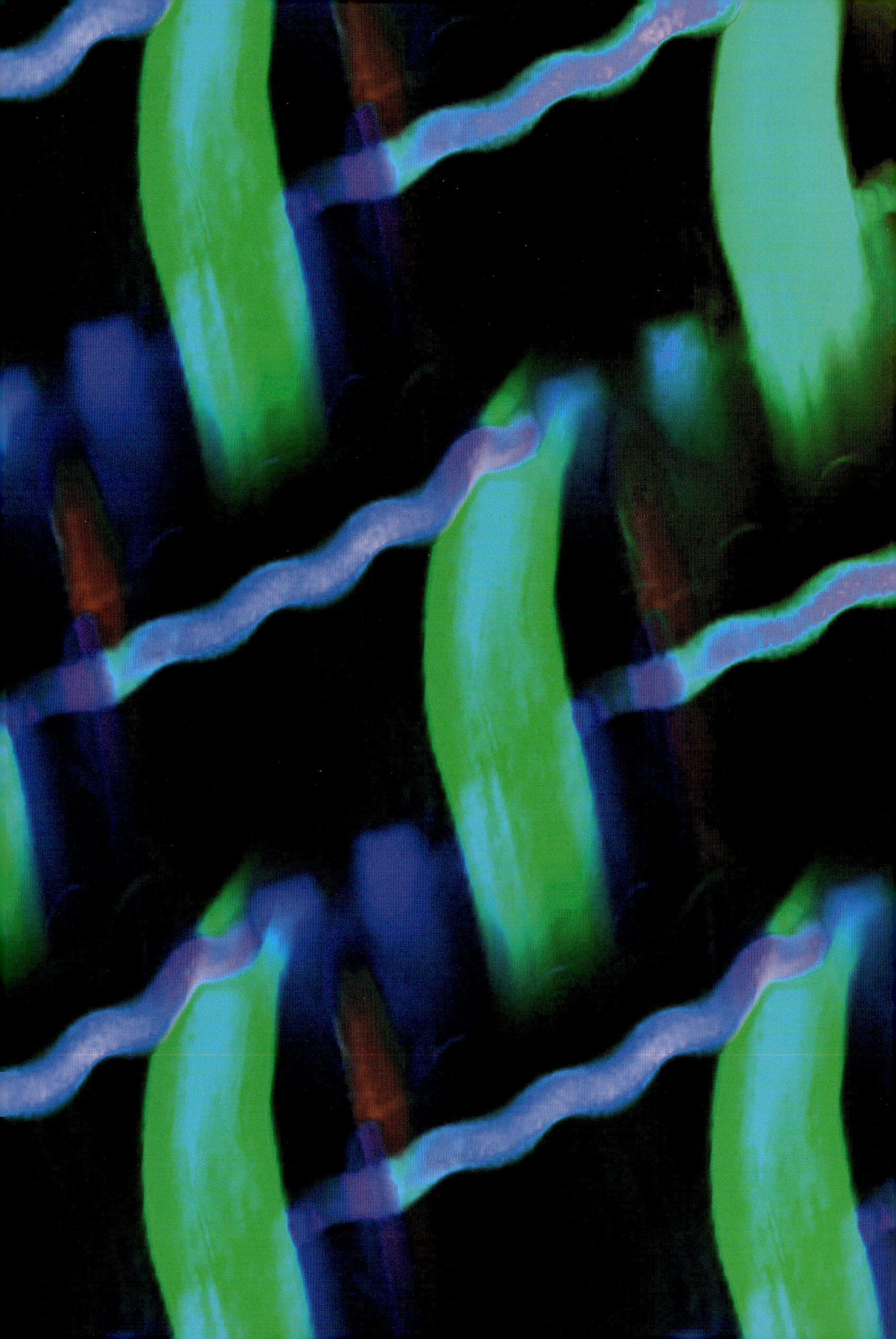

Triggerpunkte wirksam selbst behandeln – die Grundlagen

Wie Sie Triggerpunkte auffinden, wogegen eine Selbstbehandlung hilft, welche Hilfsmittel es gibt

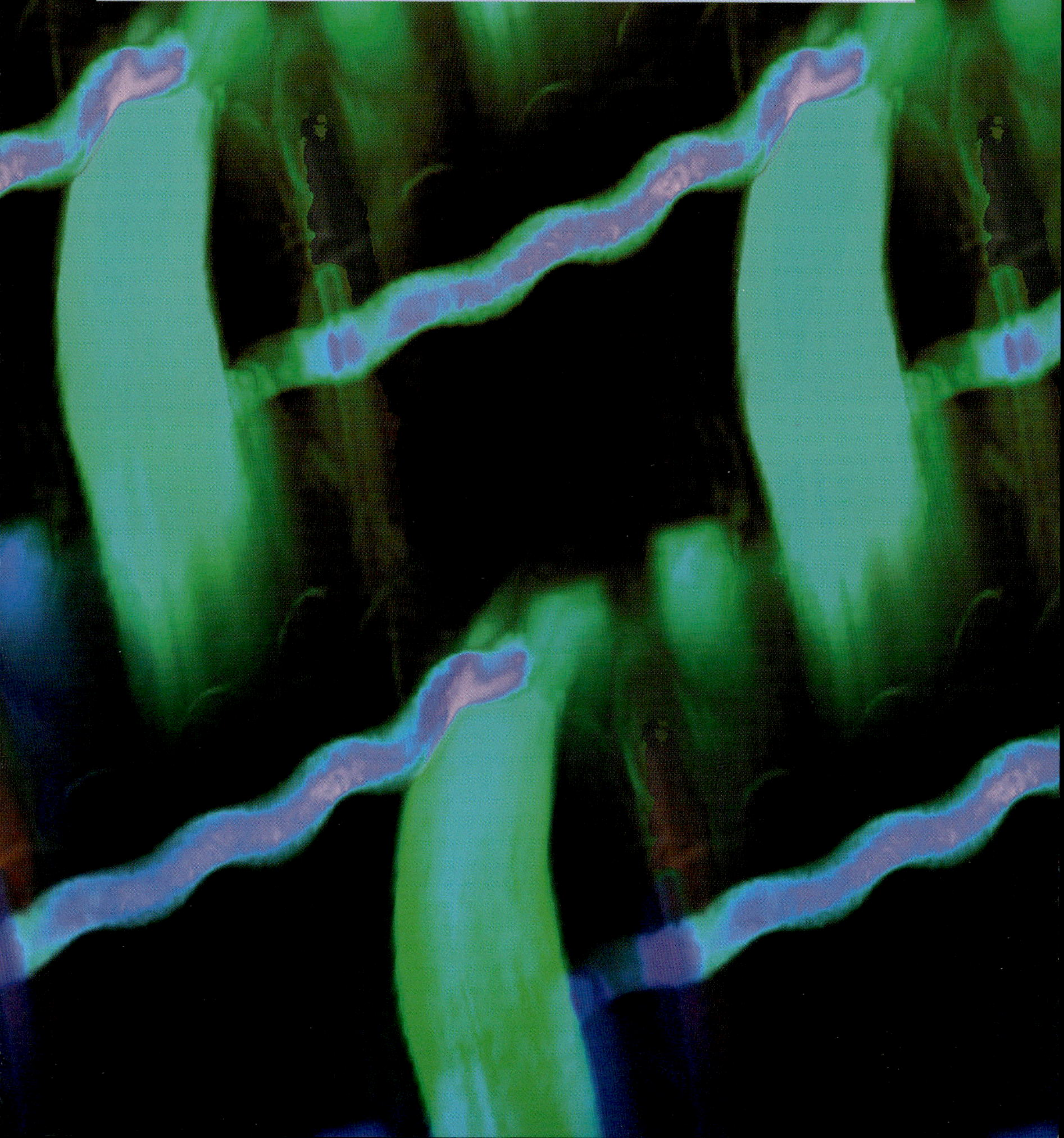

Der Anfang: fachgerechte Diagnostik

Ein sehr hoher Anteil aller Schmerzsyndrome ist auf muskuläre Probleme zurückzuführen. Um das sicher abzuklären, ist – insbesondere, wenn der Verdacht darauf zum ersten Mal auftritt – in jedem Fall die Vorstellung bei der Haus- oder Fachärztin bzw. bei einem Physiotherapeuten nötig.

Nach einer ausführlichen Besprechung der Krankengeschichte (Anamnese) sowie einer körperlichen Untersuchung werden tastbare Triggerpunkte gesucht und durch Druck gereizt. Ist dieser Druck schmerzhaft und löst ggf. bekannte Schmerz-Fernwirkungen aus, kann in einer Folge von Behandlungseinheiten versucht werden, die dauerhafte Kontraktion der Muskelfasern zu reduzieren, idealerweise ganz aufzulösen.

! **Info:** Obwohl es sich bei Triggerpunkten um verhärtete, knotige Stellen im (Muskel-)Gewebe handelt, sind diese weder in einem CT erkennbar noch im MRT. Man kann sie nur durch die geschulte Hand eines Physiotherapeuten gepaart mit der eigenen Beobachtung bzw. dem ganz persönlichen Empfinden aufspüren.

In den allermeisten Fällen werden Sie nach der ersten Behandlungsserie durch den Therapeuten/die Therapeutin in der Lage sein, noch bestehende Triggerpunktschmerzen weiterhin selbst (mit) zu behandeln. Nicht zuletzt deshalb, weil Sie wertvolle Hinweise von ausgebildeten Fachleuten für Ihr Anti-Triggerpunkt-Training zuhause mitnehmen können.

Vielfältige Hinweise und Anleitungen dazu finden Sie in diesem Kapitel.

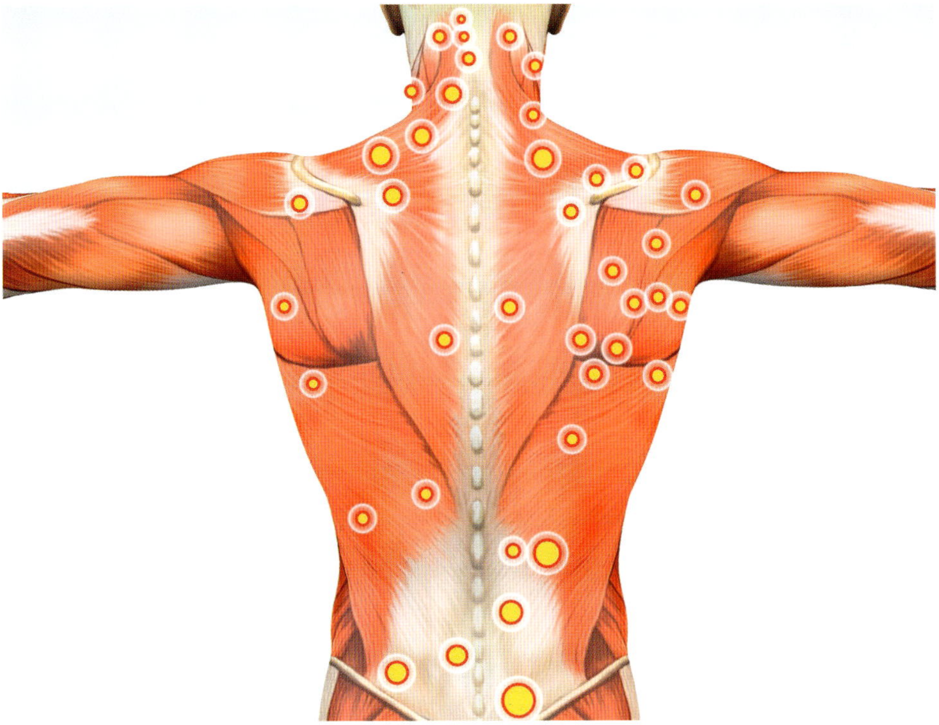

Triggerpunkt-Regionen

In diesen Körperregionen kommen Triggerpunkte besonders häufig vor:

→ Kopf: Hinterkopf, hinter dem Ohr, Kiefer, Gesicht allgemein

→ Hals bzw. Nacken, Halswirbelsäule

→ oberer Rücken allgemein: Schulter, Schulterblatt, Trapezmuskel

→ Rumpf: Brust/Brustkorb, Rippen, Zwerchfell, Bauch/Bauchmuskeln

→ Arme: Ober- und Unterarm, Ellenbogen, Handgelenk und Hand

→ unterer Rumpf: Hüfte, Beckenboden, Leiste

→ Beine: Oberschenkel, Knie, Unterschenkel, Fuß, Fußsohle

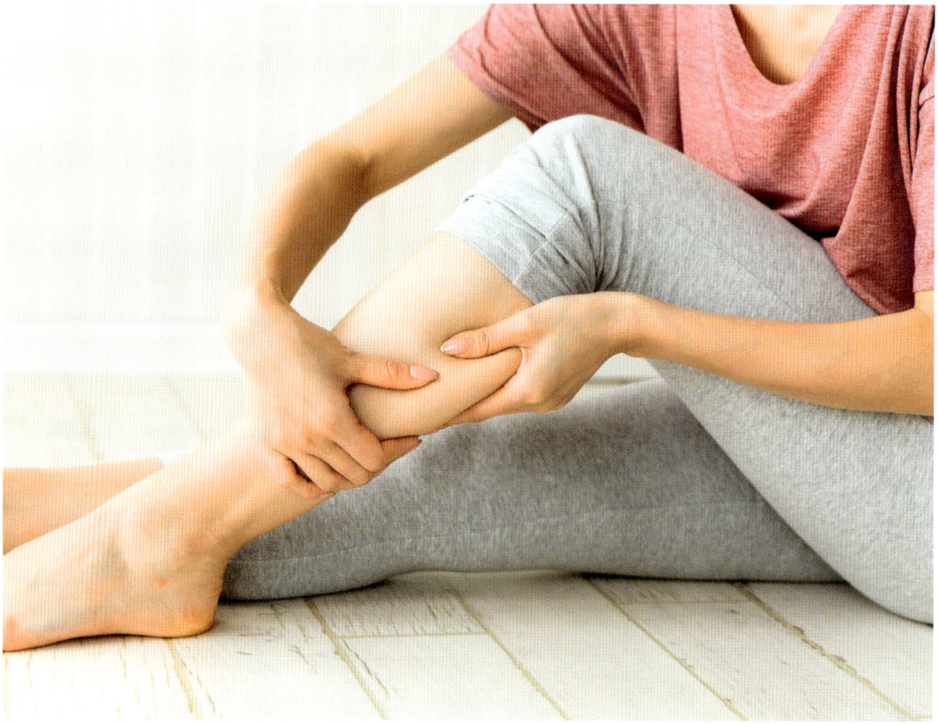

Anwendungsspektrum der Triggerpunkt-Selbstbehandlung

Die Therapie von Triggerpunkten zielt darauf ab, die Spannung von zusammengezogenen Muskelfasern gezielt und dauerhaft zu verringern und wieder auf Normalniveau zu bringen. Dies erfolgt direkt am verhärteten Punkt bzw. Bereich – von Hand bzw. mithilfe von Geräten ausgeführt.

Wogegen kann Triggerpunkttherapie helfen?

Der regelmäßige und gezielte Druck auf Muskelverhärtungen kann hilfreich sein bei:

- → (Spannungs-)Kopfschmerzen und Migräne
- → Nackenschmerzen
- → Schulterschmerzen
- → Rückenschmerzen
- → Schmerzen im Bereich der Hüft-, Becken- und Lendenwirbelsäulenmuskulatur
- → Armschmerzen/Ellenbogenschmerzen
- → Knieschmerzen
- → Bein- und Fußschmerzen
- → Schmerzen in den Händen und Fingerknöcheln

Dabei können die durch Triggerpunkte ausgelösten Schmerzen die verschiedensten Ausprägungen haben: Diese werden teils als stechend, teils als brennend oder auch als dumpf empfunden.

Neben Schmerzen können myofasziale Triggerpunkte jedoch auch folgende Symptome auslösen:

- → Taubheit, Kribbeln, Brennen und Überempfindlichkeit an bestimmten Körperstellen bzw. Hautbereichen

- → Steifheit bzw. eingeschränkte Bewegungsfähigkeit verschiedener Gelenke

- → unphysiologische und einschränkende Haltungsänderungen (z. B. ein »Handy- oder Bürobuckel«, oder nach vorne hängende Schultern)

Denken Sie also auch bei Beschwerden dieser Art daran, sich zu der Frage, ob Triggerpunkte beteiligt sein können, zunächst fachlich-medizinischen Rat zu holen. So können Sie gegebenenfalls rasch mit einer wirkungsvollen Triggerpunkt-Selbstbehandlung beginnen.

Häufige entzündliche Schmerz-Syndrome, die in Zusammenhang mit Triggerpunkten stehen

Name des Schmerzsyndroms (und Beschreibung)	**häufige muskuläre Ursache (Ort der Triggerpunkte)**
Tennisarm (Entzündung und Schmerzen am Sehnenansatz an der Außenseite des Ellenbogens)	Unterarmmuskulatur
Golfer-Ellenbogen (Entzündung und Schmerzen am Sehnenansatz an der Innenseite des Ellenbogens)	Unterarmmuskulatur
Piriformis-Syndrom (ischiasartige Schmerzen)	ein tief liegender Gesäßmuskel
Pes-Anserinus-Syndrom (Entzündung und Schmerzen am dreistrahligen Sehnenansatz von Oberschenkelmuskeln an der Innenseite des Beins, genauer am Schienbeinknochen unterhalb des Knies)	innere und hintere Oberschenkelmuskulatur bzw. Muskeln des unteren Rückens
Schienbeinkantensyndrom (Schmerzen am Schienbein/Knochenhautentzündung)	vorderer Schienbeinmuskel
Fersensporn (Schmerzen am Ansatz der Achillessehne am Fersenbein)	Waden-, Oberschenkel und evtl. auch Gesäßmuskulatur (s. a. »Muskelketten« S. 33/34)
Plantarfasciitis (Schmerzen im Bereich der großen Fußsohlenfaszie)	Waden-, Oberschenkel und evtl. auch Gesäßmuskulatur (s. a. »Muskelketten« S. 33/34)
Sternocleidomastoideus-Syndrom (Schmerzen im Wangen-, Schläfen-, Augenbereich, auch am Hinterkopf)	großer Kopfwender/Kopfnicker
Schulter-Arm-Syndrom (Schmerzen in der Schulter, vielfach in den Oberarm ausstrahlend)	Deltamuskel, Trapezmuskel

Eine Triggerpunkttherapie durchbricht den Triggerpunkt-Teufelskreis

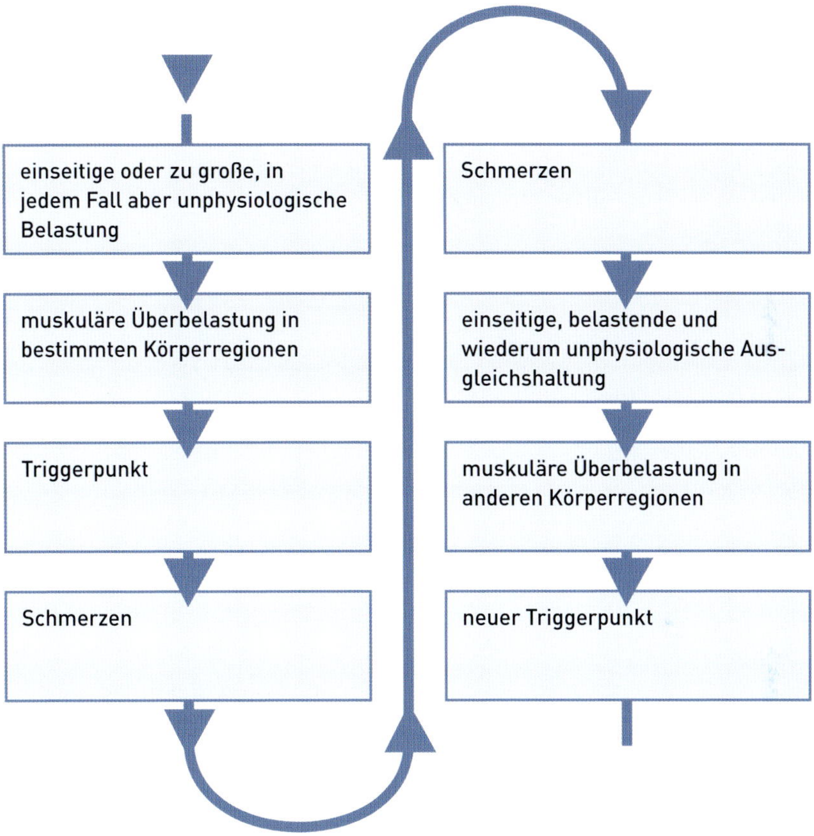

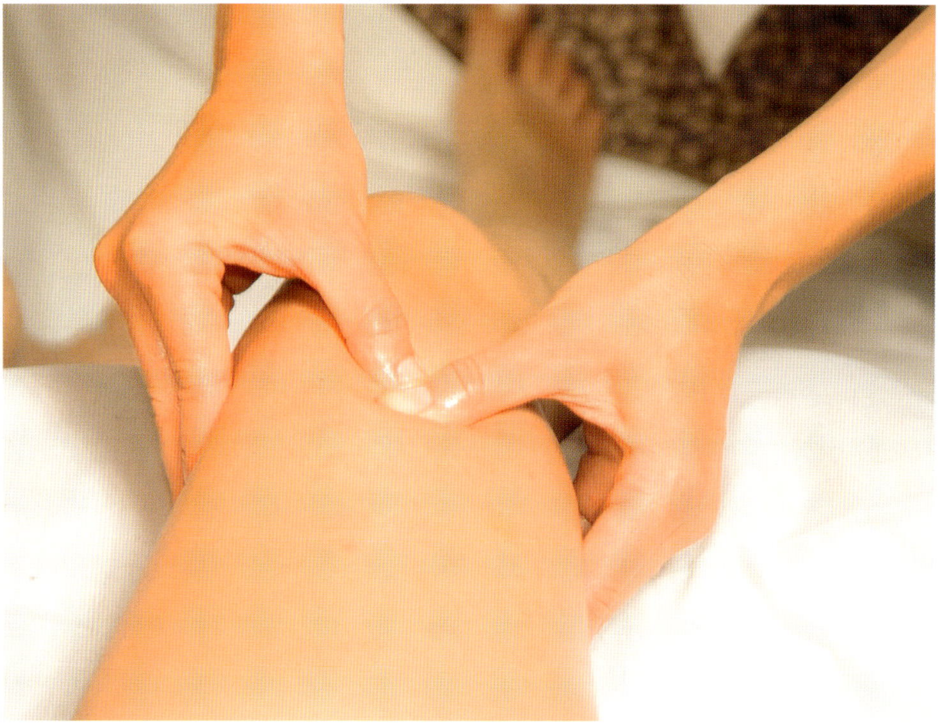

Erste Schritte zur Selbstbehandlung

Warum sollten wir die Triggerpunkttherapie und die Behandlung unserer Schmerzsyndrome nicht ausschließlich den dafür ausgebildeten Fachleuten überlassen?

Ganz einfach, weil wir durch die eigene Behandlung unserer Triggerpunkte unseren Körper ingesamt besser kennen- und spüren lernen. Weil wir dadurch mehr und mehr zum Experten für unseren eigenen Körper werden. Und weil wir dann unserer Ärztin, der Therapeutin oder dem Personal-Trainer genauere Fragen stellen, ihnen unsere Erfahrungen und speziellen Beschwerden besser schildern können. Und noch mehr Hilfe zur Selbsthilfe bekommen können.

Info: Die eigene Behandlung von Triggerpunkten verschafft Ihnen die Möglichkeit, selbst zum aktiven Behandler Ihrer Schmerzen zu werden. Sie werden vom passiven Patienten zum handelnden. Sie beginnen mehr »selbst zu tun«, anstatt nur »machen zu lassen«.

Wichtige Ziele einer Triggerpunkt-Selbstbehandlung sind:

- → die Linderung von (chronischen) Schmerzen
- → die Hilfe bei der Wiederherstellung normaler Beweglichkeit
- → eine schnellere Genesung nach Verletzungen und Operationen
- → das Hinauszögern oder gar Vermeiden von Operationen
- → die wirkungsvolle Ergänzung zu medizinisch-orthopädischen Therapien (mehr dazu ab S. 86)

Triggerpunkte auffinden

Bereits am Anfang dieses Kapitels wurde erwähnt, dass Triggerpunkte oft nur mit fachlicher Hilfe aufgefunden werden können.

Hier noch ein paar Anmerkungen, mit denen Sie auch selbst mit auf die Suche nach den schmerzhaften Muskelverhärtungen gehen können:

Eine verminderte Dehnfähigkeit
Sie ist ein charakteristisches Merkmal von Muskeln, die Triggerpunkte aufweisen. Denn diese Muskelfaserknoten behindern das Auseinanderziehen. Bei bestehenden Triggerpunkten können Dehnübungen die Schmerzen vorübergehend verschlimmern.

! **Aktive** Triggerpunkte können die Wirksamkeit von Dehnübungen stark abschwächen. Deswegen ist es empfehlenswert, sich zunächst um die Behandlung dieser Verhärtungen zu kümmern, bevor Sie mit intensiven Dehnübungen beginnen.

Fernwirkungen von Triggerpunkten über Muskelketten
Um den Ort der ursächlichen Muskelknoten für diverse stark beeinträchtigende Schmerzen aufzufinden, macht es auch Sinn, an die sogenannten Muskelketten zu denken. Sie bestehen aus einer Aneinanderreihung von Muskeln, die über Bindegewebe (Faszien) miteinander verbunden sind. Vom Kopf bis zu den Füßen.

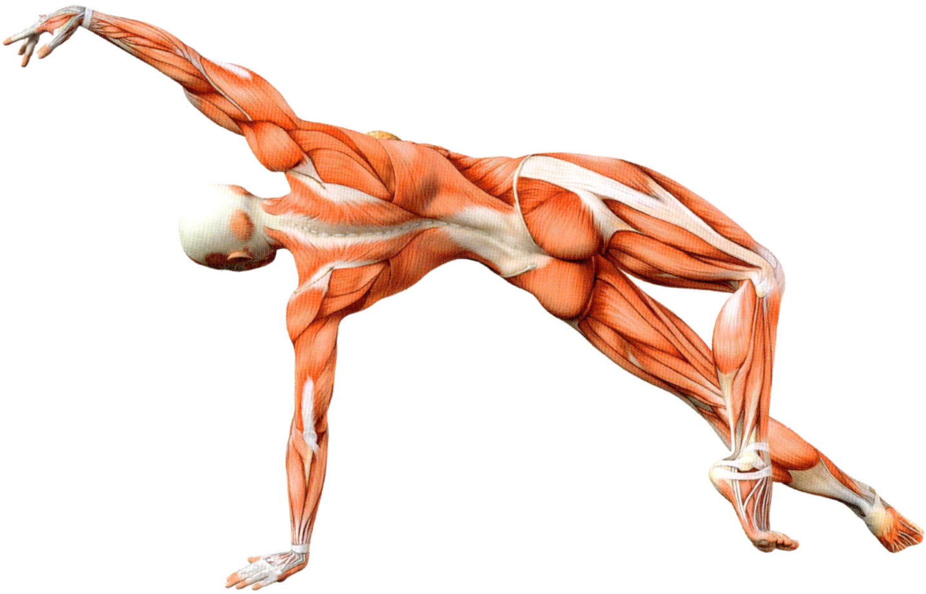

Muskelketten, die unseren unbewegten Körper stabilisieren – sei es im Stehen, im Sitzen oder auch bei statischen Sportübungen – verlaufen vertikal auf der Vorderseite, der Rückseite und an beiden Seiten unseres Körpers.

Befinden wir uns in Bewegung, wird unser Körper dagegen von spiralförmigen Muskelketten stabilisiert und aufrecht gehalten. Sie winden sich wie ein Band einmal um unseren Körper herum (s. Bild).

So kommt es zu der zunächst vielleicht gewöhnungsbedürftigen Tatsache, dass Triggerpunkte im rechten Schulterbereich zu Schmerzen im linken Bein führen können. Eine solche Triggerpunkt-Schmerz-Reaktion kann natürlich ebenso auch in umgekehrter Richtung verlaufen und selbstverständlich auch gegengleich: Die linke Schulter hängt über eine spiralförmige Muskelkette mit dem rechten Bein zusammen.

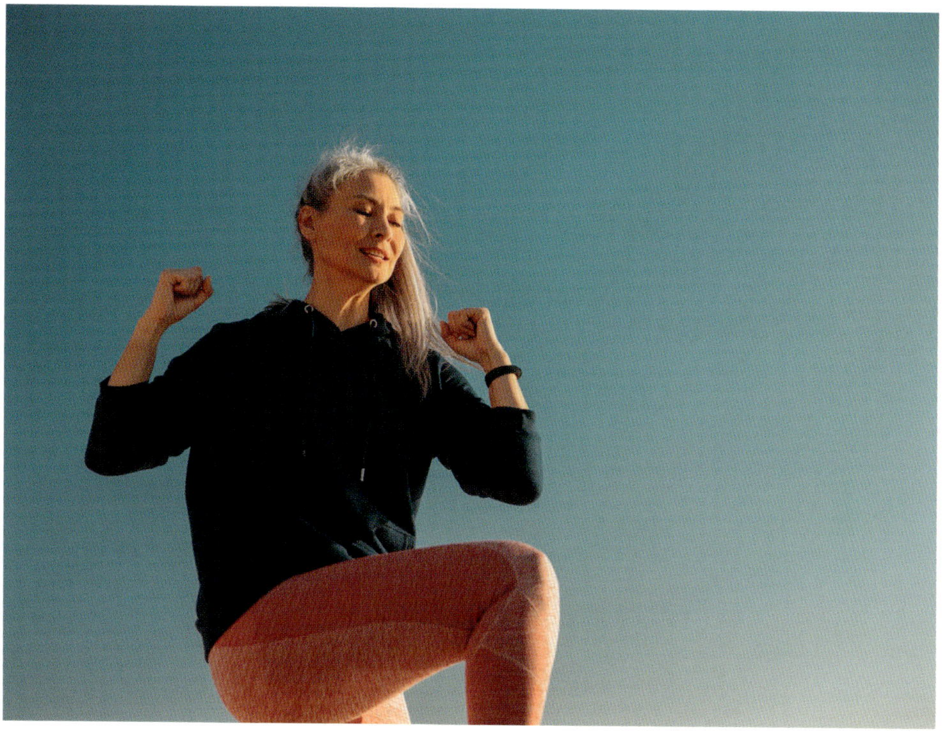

Vor der Behandlung: Den Muskelstoffwechsel in Schwung bringen!

Damit die Triggerpunktbehandlung maximal wirksam ist, sollten Sie Ihre Muskulatur vorher etwas aufwärmen – insbesondere in den Bereichen, die Sie hinterher behandeln möchten. Dazu eignet sich lockeres Laufen (auch auf der Stelle), Laufen mit Knieheben bzw. Knieheben im Stehen, weit ausladende Armbewegungen, um den Schulterbereich zu lockern, sowie Rumpfbeugen (auch seitwärts) und sanftes Drehen des Rumpfs. All das bringt den Kreislauf in Schwung, sorgt für eine gute Durchblutung in allen Körperbereichen und macht die Muskeln bereit für eine Triggerpunktbehandlung.

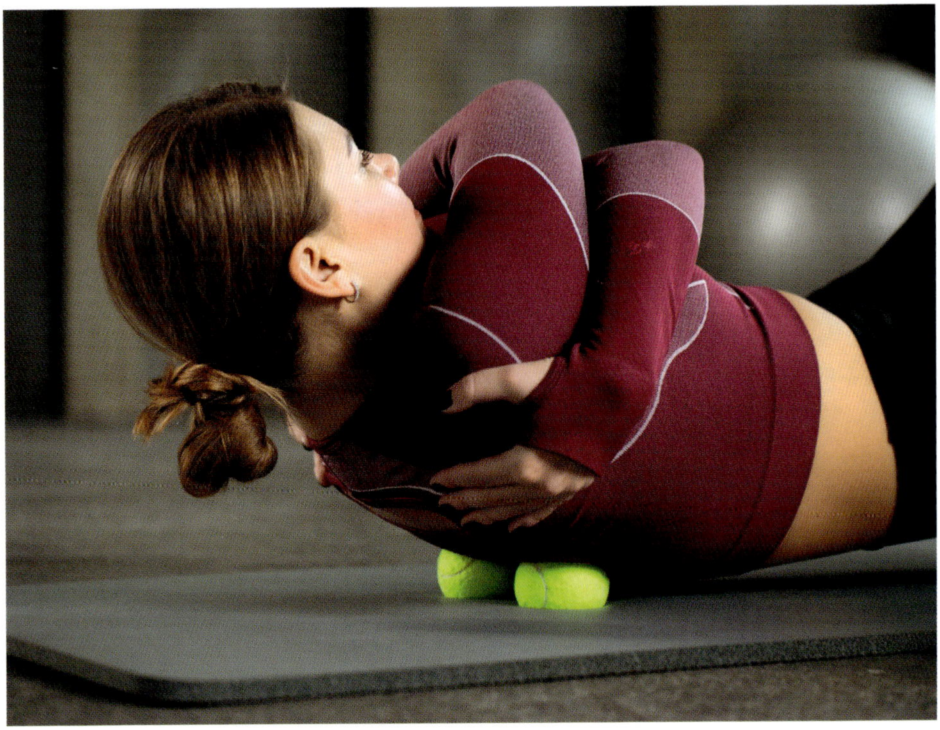

Triggerpunktbehandlung – Praxis

Erfahren Sie in diesem Abschnitt, wie und mit welchen Hilfsmitteln Sie Triggerpunkte an den verschiedensten Stellen Ihres Körpers selbst behandeln können. Zunächst aber noch einige Grundregeln, die Ihnen dabei helfen sollen, die schmerzhaften Muskelknoten möglichst schnell loszuwerden:

1. Nicht übertreiben!

Viel hilft viel? Hier nicht. Triggerpunkte müssen zwar unbedingt durch Druck behandelt werden, doch nur in Maßen. Anderenfalls verkrampfen z. B. auch noch benachbarte Muskelbereiche, was die Schmerzen wiederum verstärkt.

Auf einer Skala von 1 – überhaupt nicht schmerzhaft bis 10 – maximal schmerzhaft, sollten Sie sich bei der Triggerpunktarbeit zwischen 4 und 7 bewegen.

2. Arbeiten Sie punktgenau!

Massieren Sie drückend immer an der schmerzlichsten Stelle einer empfindlichen Muskelregion. Arbeiten Sie nicht um diese hochempfindliche Stelle herum, sondern üben Sie dort – am eigentlichen Ort des Triggerpunkts – einfach so viel Druck aus, dass der Schmerz noch eine gut ertragbare Qualität hat (siehe Regel 1).

Triggerpunkte sind keine klassischen Verspannungen!

Gewöhnliche Muskelverspannungen können Sie durch ausreichende Erholung und Entspannungstechniken verschiedenster Art lösen. Denn hierbei handelt es sich um nur zeitweise Verkrampfungen der Muskulatur. Diese ist zwar nicht mehr für eine willkürliche Entspannung erreichbar, aber noch gut durch andere nervliche Reize – etwa Druck, Wärme, Kälte.

Bei einem Triggerpunkt dagegen funktioniert das nicht. Denn die betroffene(n) Muskelfaser(n) sind über Nervenreize nicht mehr erreichbar. Sie sind aufgrund der Verkrampfung erstarrt und damit auch komplett abgekoppelt von jeglicher Versorgung. Der starke Druck, den Sie auf einen Triggerpunkt ausüben müssen, dient dazu, die Durchblutung dort wieder anzukurbeln, damit der Stoffwechsel an dieser Stelle überhaupt erst wieder in Gang kommen kann.

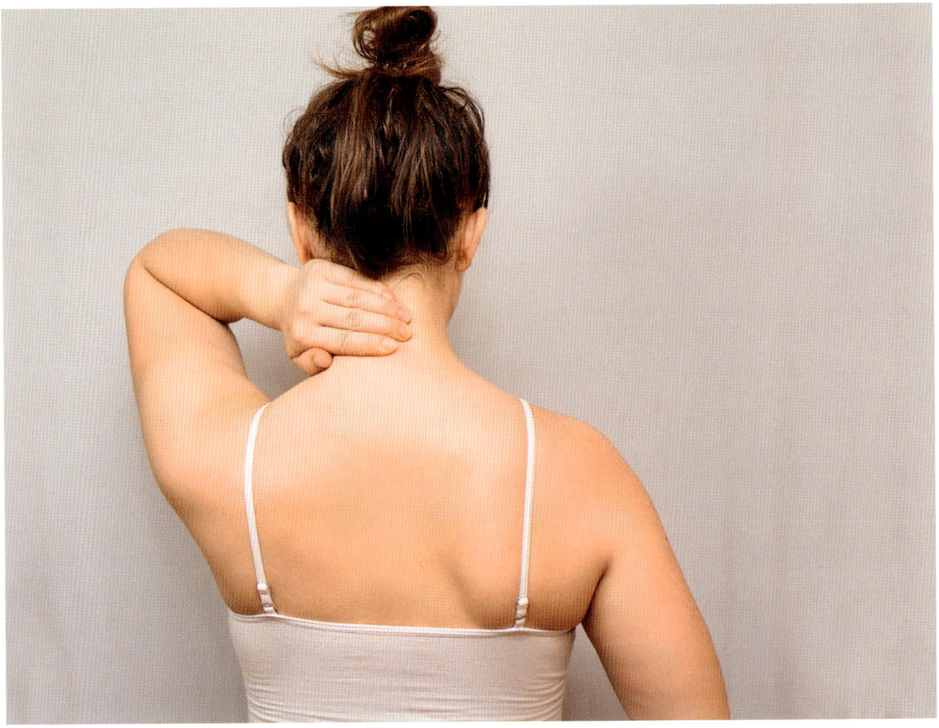

Hilfsmittel zur Behandlung von Triggerpunkten

Sie können Triggerpunkte nahezu überall an Ihrem Körper wirkungsvoll selbst behandeln, vorausgesetzt Sie wissen wie. Die einfachste Methode ist der Druck mit Fingern und Händen. Es gibt aber auch einige praktische Hilfsmittel mit denen sich auch an schwer zugänglichen Muskeln heilsamen Druck ausüben lässt.

Die eigenen Hände

Verhärtete Stellen im Muskel mit den Fingern drückend ertasten und dann mit starkem Druck der Fingerkuppen, der Fingerknöchel oder auch der Handballen zu bearbeiten, ist die am wenigsten aufwendige Form der Triggerpunktbehandlung – das ist jederzeit und nahezu überall möglich.

Mit den eigenen Fingern können Sie die verhärteten Muskelstellen sehr gut selbst erspüren, umso leichter, wenn Ihnen diese vorab bereits von einem Therapeuten/einer Therapeutin gezeigt wurden.

Ideal mit den eigenen Händen und Fingern zu behandeln sind Triggerpunkte im Bereich des Kopfes und Halses. Wer starke Finger hat, kann auch an Ober- und Unterarm eine gute Wirkung erzielen. Klassischer Einsatzbereich für die »Handarbeit« an Triggerpunkten sind außerdem die (vorderen) Oberschenkel sowie die Unterschenkel.

Grenzen der Finger- und Handdruck-Behandlung:

- → Bei einer Selbstbehandlung ist nur eine sehr eingeschränkte Zahl an Triggerpunkten gut erreichbar.
- → Sie stellt eine große Belastung für die Finger und Hände dar, gerade bei großen Muskeln bzw. tiefsitzenden Triggerpunkten.
- → Eine Herausforderung ist zudem, dass Ungeübte anfangs oft muskulär »gegenspannen«, sich also instinktiv gegen der Druck der eigenen Finger bzw. Hände wehren, was natürlich dem eigentlichen Zweck der Triggerpunktmassage entgegenwirkt.

Für die Selbstbehandlung von Triggerpunkten macht der Einsatz von Massagegeräten daher in vielen Fällen Sinn. Mittlerweile gibt es ein schier unüberschaubares Angebot. Im Folgenden sei der Blick ausschließlich auf rein mechanische Hilfsmittel gerichtet, mit denen gut ein intensiver statischer Druck auf die verhärteten Muskelbereiche ausgeübt werden kann.

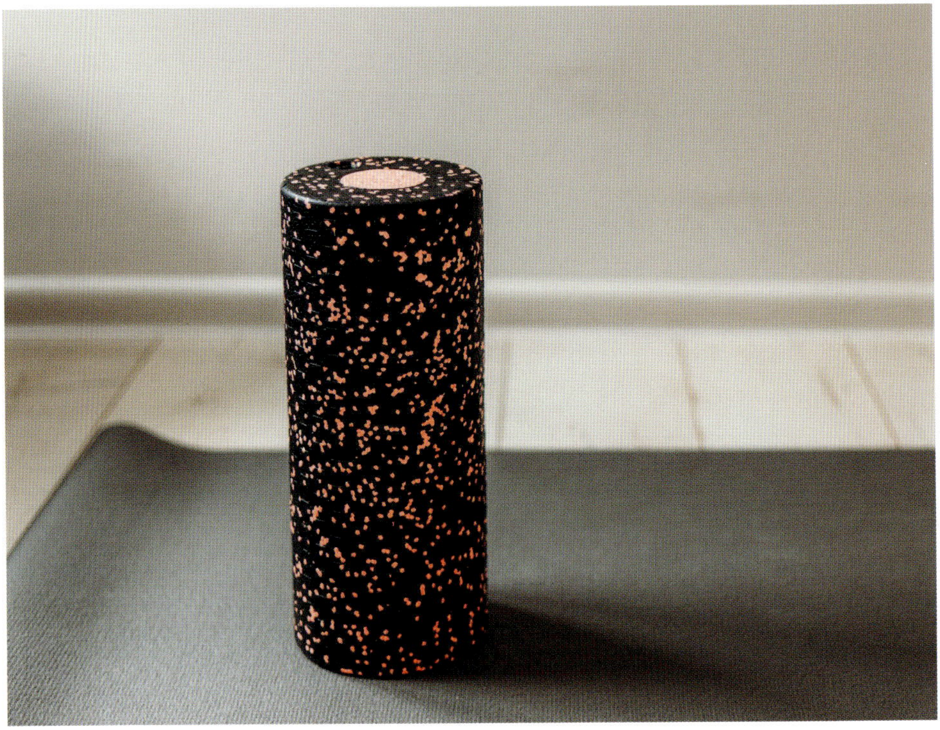

Die große glatte(!) Faszienrolle

Sie eignet sich besonders gut zur Triggerpunktarbeit an großen Muskeln. Dabei wird immer mit dem eigenen Körpergewicht als Druckmittel gearbeitet. Geeignete Muskelregionen sind der gesamte Rücken, der Gesäßbereich, der gesamte Oberschenkelbereich (vorne, seitlich, hinten). Es gibt auch Ausführungen mit geringerem Durchmesser, diese sind u. a. gut geeignet für die Arbeit am Unterschenkel.

Massagebälle

Für die Triggerpunktbehandlung werden eine Menge unterschiedlicher Bälle angeboten. Sie sind alle relativ hart, damit ausreichend Druck auch in tiefere Gewebeschichten ausgeübt werden kann. Die Materialien, aus denen die Bälle gefertigt sind, reichen von Kork bis hin zu Vollgummi. Die meisten Bälle haben einen Durchmesser von gut 6 bis gut 7 Zentimeter.

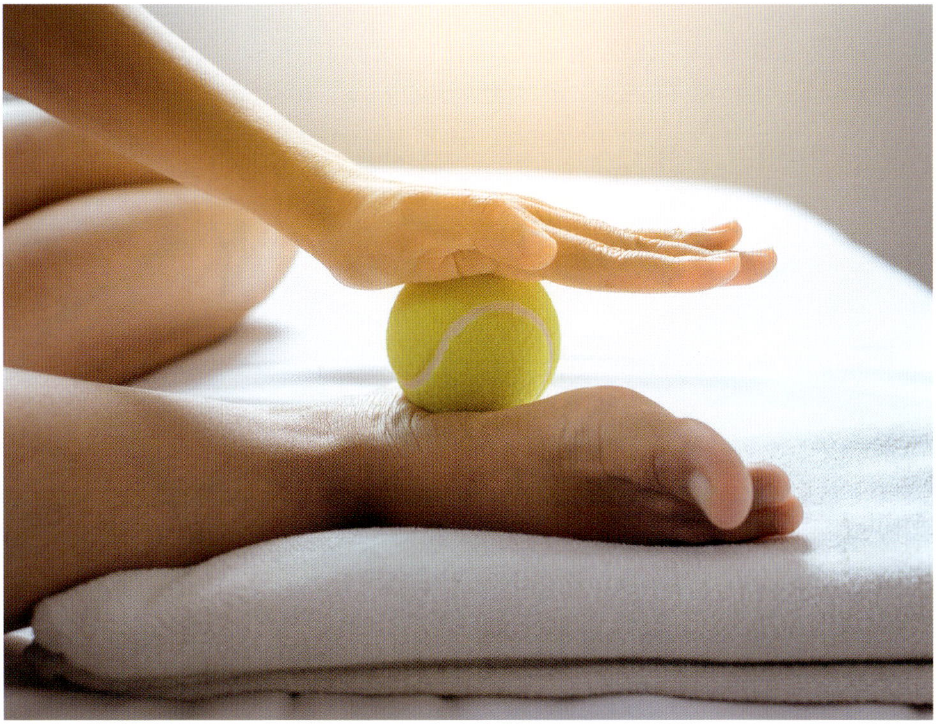

Auch ein ganz normaler Tennisball kann für die Triggerpunktarbeit ideal als Therapiegerät eingesetzt werden (s. Bild). Bälle eignen sich sowohl für die Behandlung per Hand als auch für Übungen, bei denen mit dem eigenen Körpergewicht bzw. mit Gegendruck (Rücken, Schulter) gearbeitet wird.

! **Massagebälle** können für die Triggerpunktbehandlung sehr vielfältig eingesetzt werden.

Eine besondere Form des Triggerballs stellt der Doppelball dar, in Form von zwei hantelförmig verbundenen Bällen. Er wird allerdings fast ausschließlich für die Behandlung von Triggerpunkten in der Muskulatur rechts und links der Wirbelsäule eingesetzt.

Massagestäbe/kleine Triggerpunktrollen

Hierbei handelt es sich um Rollen (im Handel oft auch »Stick« genannt), die die Form eines dünnen Teigrollers haben. Sie müssen mit beiden Händen druckvoll bewegt werden. Daher ist der ideale Einsatzbereich für diese Rolle das Bein – vorne, seitlich und auch rückwärtig.

Glatt oder mit Noppen?

Im Handel werden vielfach auch Massagegeräte mit Noppen oder Stacheln (»Igelbälle«) angeboten. Diese eignen sich zwar gut zur Behandlung von Faszienbeschwerden (d. h. verklebten Gewebsstrukturen), aber weniger dafür, Triggerpunkte anzusprechen. Denn Noppen und Stacheln aktivieren eher großflächig, wohingegen mit einem glatten Gerät ein Druck sehr spezifisch auf die jeweilige schmerzende Triggerpunktstelle ausgeübt werden kann.

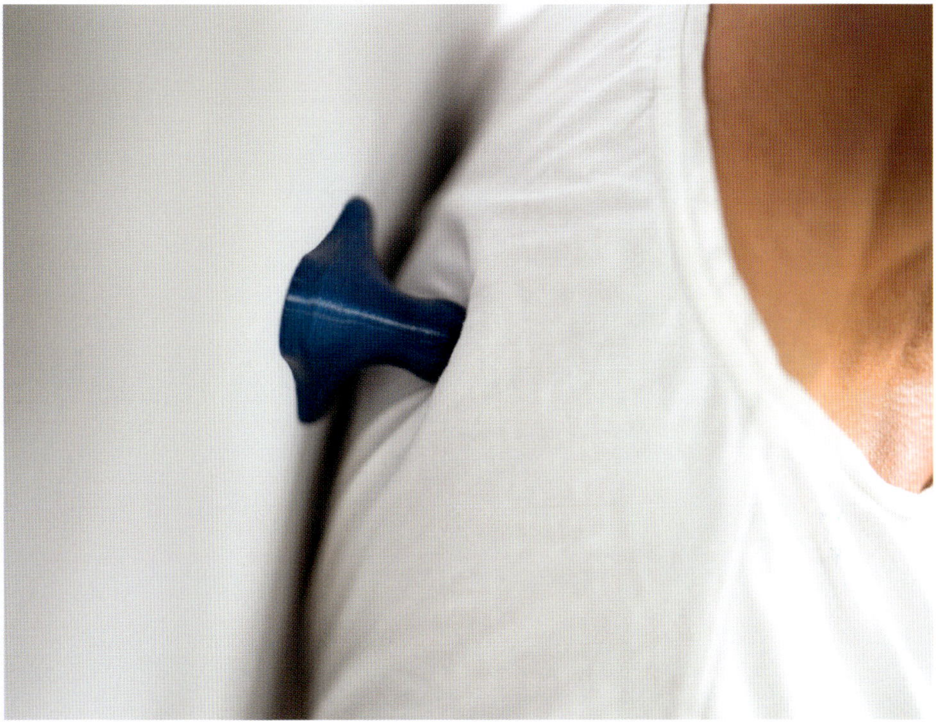

Triggerpointer

Sie haben an dem Ende, das auf den Muskel aufgesetzt wird, eine länglich-rundliche (oft fingerartige) oder kegelartige Form. Sie eignen sich hervorragend für die Behandlung von schmerzhaften Verhärtungen an Sehnenansätzen und allen kleinen Strukturen. Mögliche Einsatzbereiche sind z. B. Hinterkopf, Hals- und Schulterbereich, Unterarm- und Unterschenkelmuskulatur sowie die Fußsohle.

Eine Variante dieses Pointers ist die Ausführung als »Triggermaus«. Sie besteht auf einem gut zu greifenden, ähnlich einer (Computer-)Maus geformten Griff mit einem eingearbeiteten Pointer.

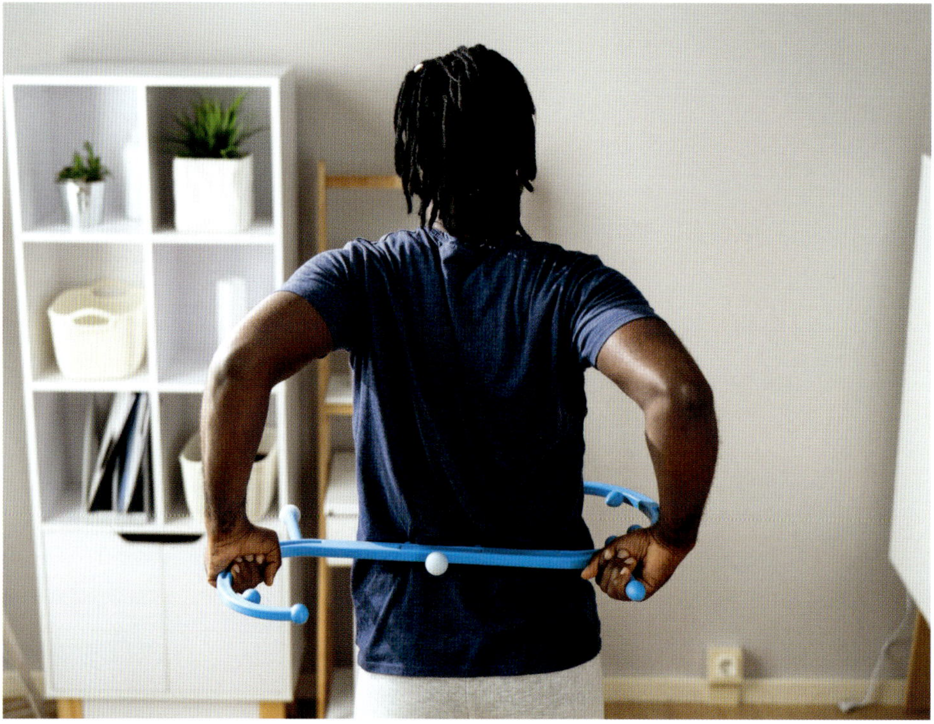

Massagebögen

Sie sind eine spezielle Form von Triggerpointern und dienen als Verlängerung des Arms, um auch rückwärtige Triggerpunkte ohne fremde Hilfe druckvoll bearbeiten zu können.

Vielfach sind Massagebögen durch den Einsatz von großen Faszienrollen, Bällen oder Triggerpointern zu ersetzen.

Eine Selbstbehandlung verschieben bzw. pausieren

Grundsätzlich können Sie bei der Massage Ihrer Triggerpunkte nichts falsch machen, sofern Sie diese wichtigen Regeln im Kopf behalten:

Behandeln Sie verhärtete Muskelbereiche NICHT,

- → wenn Ihre Haut darauf gerade sehr empfindlich reagiert,
- → wenn es an den Stellen, die Sie behandeln möchten, offene Wunden gibt oder
- → wenn sich dort blaue Flecken befinden. Im Zweifel holen Sie sich auf jeden Fall die Meinung Ihrer Ärztin/Ihres Arzts bzw. Ihres Therapeuten oder Ihrer Therapeutin ein.

Die vielfältigen Möglichkeiten der Selbstbehandlung

Die folgenden Behandlungsvorschläge und Anleitungen orientieren sich in ihrer Reihenfolge an den Körperregionen, in denen sich schmerzhafte Triggerpunkte befinden können. Diese häufigsten Schmerzzonen sind:

- → Kopf: Hinterkopf, hinter dem Ohr, Kiefer
- → Hals bzw. Nacken, Halswirbelsäule
- → oberer Rücken: Schulter, Schulterblatt, Trapezmuskel
- → Arme, Hände
- → vorderer Rumpf: Brust und Bauch
- → unterer Rücken, Hüfte, Gesäß
- → Beine: Oberschenkel, Knie, Wade, Fuß

Im Folgenden werden einige wirkungsvolle Methoden für die einzelnen Regionen vorgestellt – unter Einsatz von Fingern und Händen bzw. unter Anwendung der oben beschriebenen Hilfsmittel.

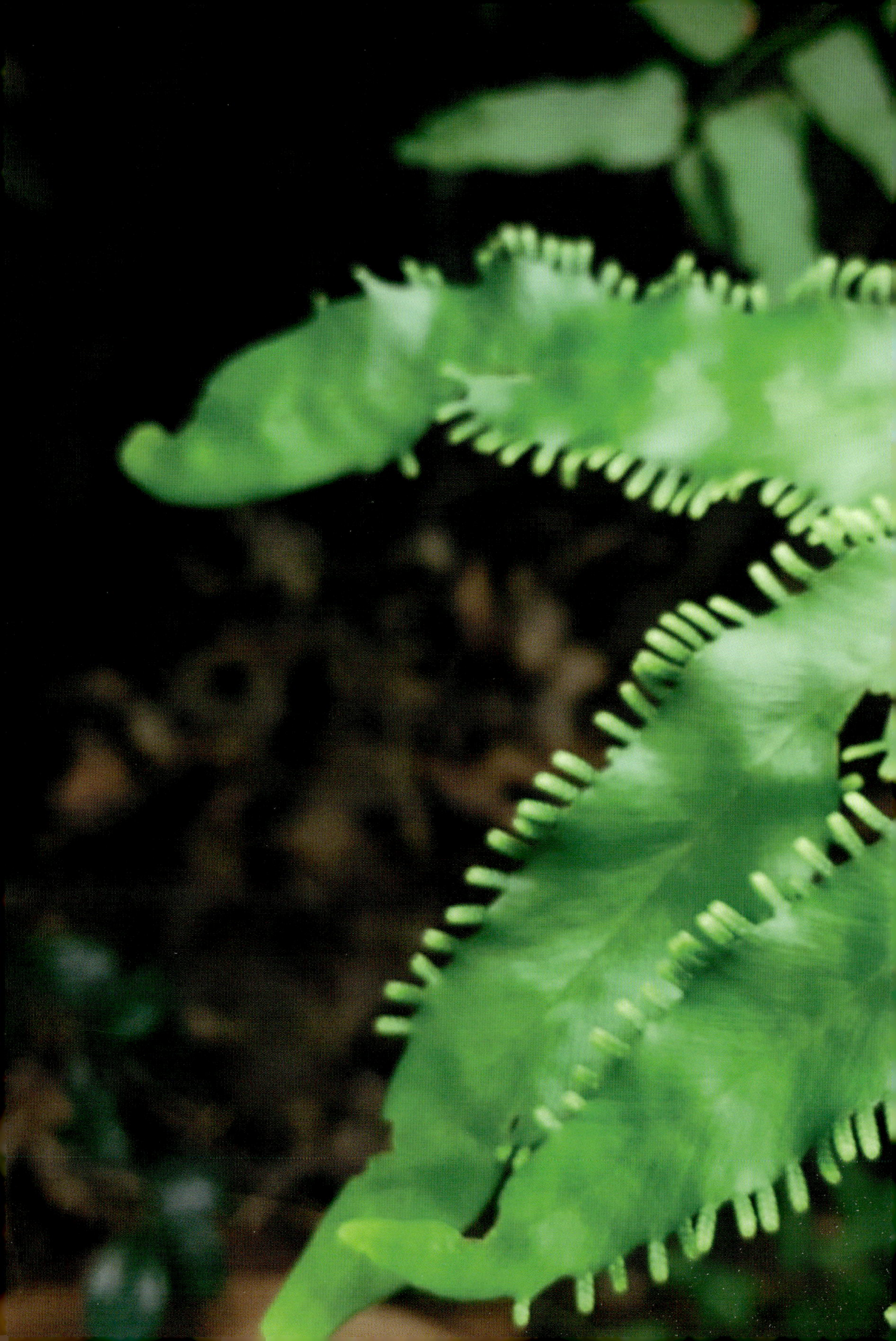

Triggerpunkte wirksam selbst behandeln – die Übungen

Vielfältige Beispiele zur Selbstbehandlung von Kopf bis Fuß

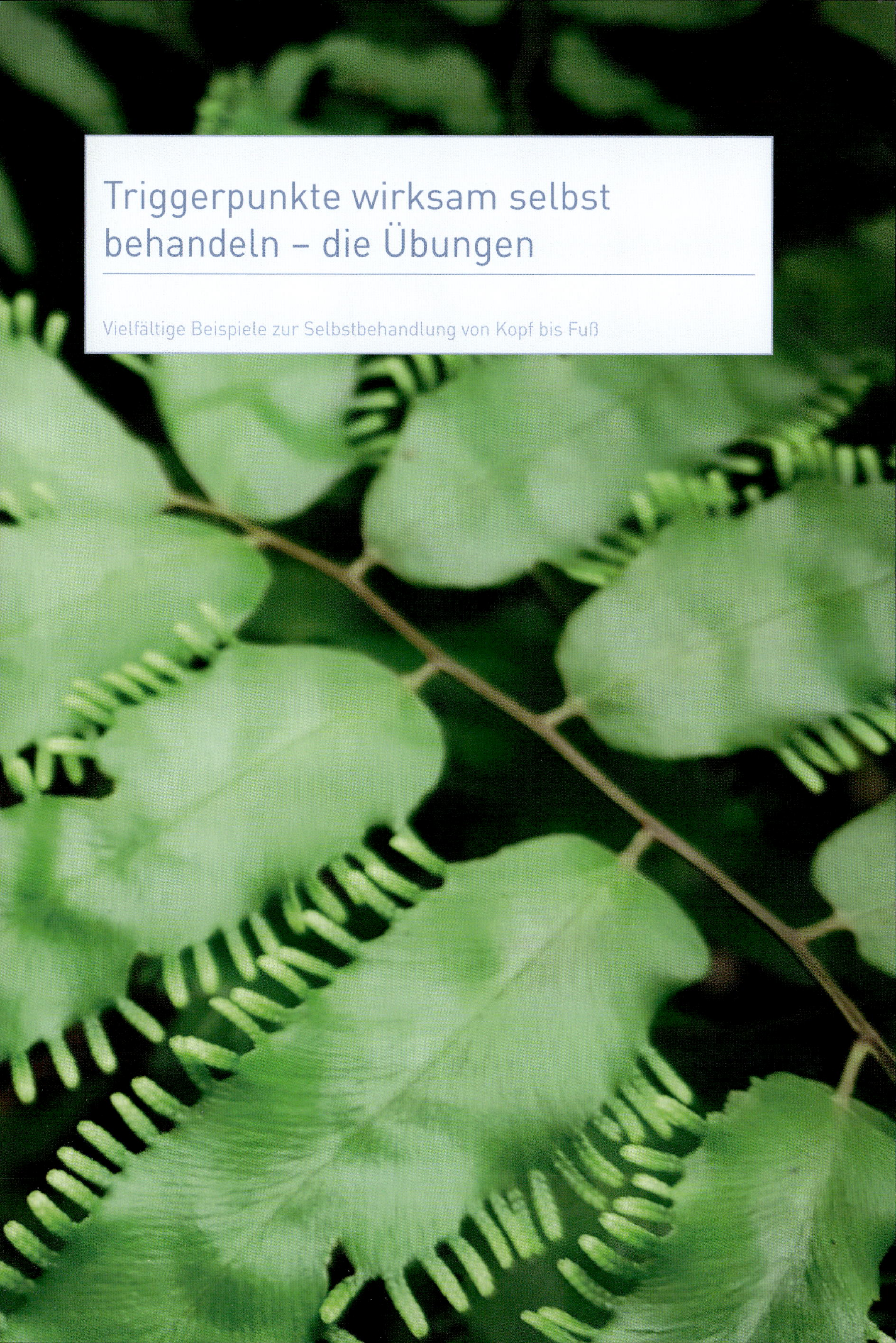

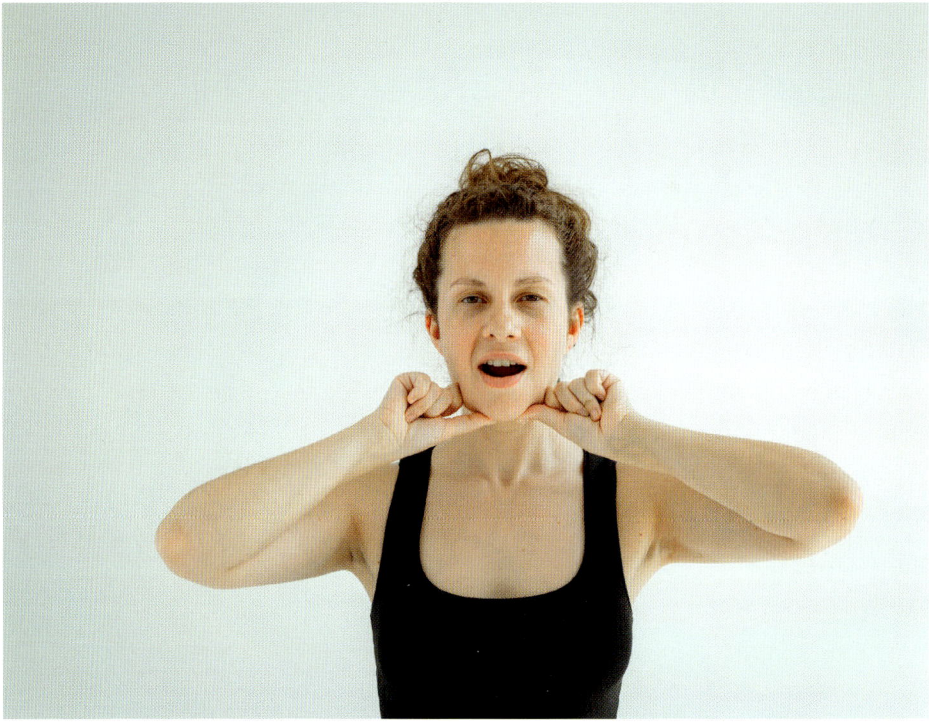

Triggerpunktbehandlung am Kopf – Beispiele

Besonders an Kopf und Kiefer ist die Druckarbeit mit den Fingern die Methode der Wahl. Die zu behandelnden Muskeln bzw. Muskelansätze sind recht klein und daher mit einem Ball viel weniger präzise zu erreichen als mit den Fingern. Für manche Triggerpunkte eignet sich alternativ ein Triggerpointer. Hier einige Beispiele für Muskeln, die Probleme machen können sowie Anleitungen für die Selbstbehandlung.

Schmerzen im Bereich des Unterkiefers

Wenn Sie starke Schmerzen im Bereich des Unterkiefers verspüren und deren Ursache NACHWEISLICH NICHT geschwollene Lymphknoten sind (also eine Immunreaktion ist), handelt es sich wahrscheinlich um Triggerpunkte, die sich im Musculus digastricus gebildet haben.

Dieser Muskel wirkt als Mundöffner und kann außerdem den Unterkiefer nach hinten ziehen. Er ist beidseitig am Schädelknochen unter dem Ohr angewachsen, zieht sich rechts und links am Unterkiefer entlang, bevor er sich mit dem Zungenbein verbindet und dann, weiterhin zweisträngig rechts und links verlaufend, am vorderen Unterkiefer ansetzt.

Mögliche Auslöser der Überlastung:

→ nächtliches Zähneknirschen – das Hin- und Herschieben überlastet den Muskel
→ andauernde Mundatmung (Nasenprobleme aller Art) – der Mund muss über lange Zeit hinweg offen gehalten werden, auch nachts

Mögliche Fernwirkungen von Triggerpunkten im Musculus digastricus:

→ Hals
→ Ohren

Behandlung: Hier ist die Triggerpunktarbeit mit den Fingern, in diesem Fall den Daumen, ideal.

Ausgangsposition: Die Daumeninnenseiten von unten unter den Vorderkiefer pressen.

Von hier aus langsam zunächst in Richtung Zungenbein drückend wandern, dann weiter an den Unterseiten beider Unterkieferseiten bis hin zum Kiefergelenk. Schmerzhafte Stellen drückend und leicht hautverschiebend kreisend oder streifend behandeln.

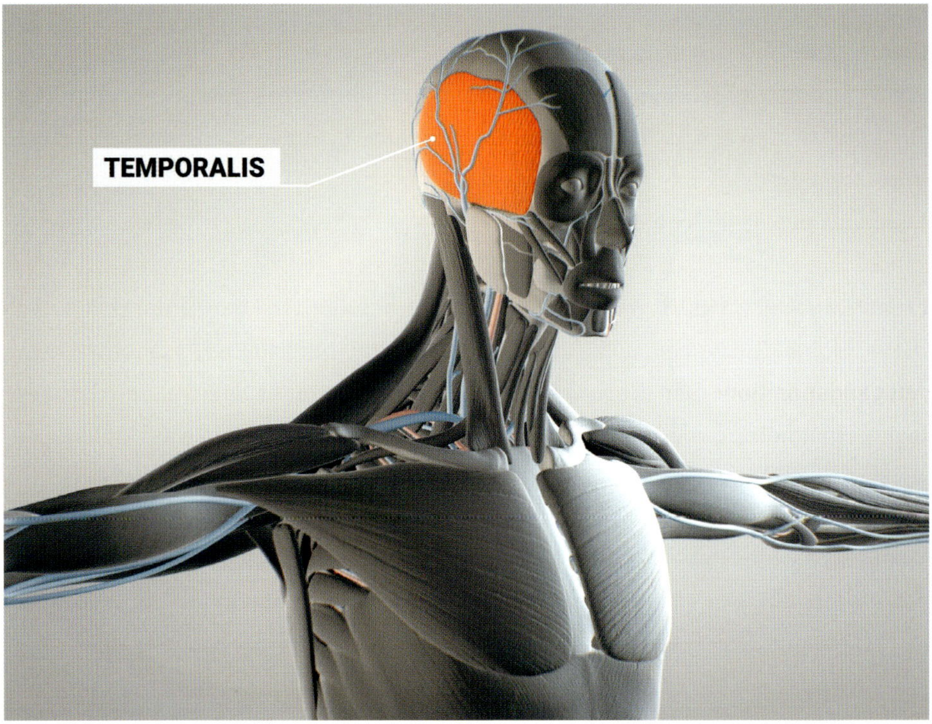

Schmerzen seitlich am Kopf

Ein verkrampfter Musculus temporalis kann Schmerzen auslösen, die vom Augenbereich über die Schläfen bis zum Hinterkopf reichen können. Und genau das entspricht auch seiner großflächigen Ausdehnung an beiden Kopfseiten (s. Bild). Der Temporalis ist unser stärkster Kieferschließmuskel.

Mögliche Auslöser der Überlastung:

→ Kaugummikauen
→ nächtliches Zähneknirschen
→ ungünstige Kopfhaltung (Kopf nach vorne geschoben)

Mögliche Fernwirkungen von Triggerpunkten im Musculus temporalis:

→ Kiefer und Zähne
→ Wange

Behandlung: Auch hier eignet sich gut eine Behandlung von Hand bzw. mit den Fingern. Dabei geht es nicht darum, dass der Temporalis-Muskel schlecht von Massagegeräten erreichbar wäre, sondern darum, dass der Nacken bei der Handmassage besser geschützt ist. Triggerpunkte müssen mit recht kräftigem Druck behandelt werden. Doch ein starker Druck gegen den seitlichen Kopf belastet die Nackenmuskeln sehr ungünstig – außer wir üben einen Gegendruck aus. Das geht besonders einfach mithilfe des eigenen Arms.

Ausgangsposition: Den Gegenarm der schmerzenden Kopfseite über den Kopf legen, Handgelenk und Handballen liegen auf dem Oberkopf auf. Die Finger liegen auf dem schmerzenden Muskel. Erspüren Sie die schmerzenden Punkte, das geht am besten, wenn Sie die Zähne immer wieder zusammenbeißen und den Unterkiefer nach rechts und links verschieben.

Drücken Sie die identifizierten verhärteten und schmerzenden Stellen dann nacheinander – Arm und Hand bleiben in der gleichen Stellung wie vorher, der Kiefer soll nun entspannt sein. Verschieben Sie die Kopfhaut über dem Triggerpunkt leicht hin und her.

! **Info:** Kopfschmerzen bzw. allgemein Schmerzen im Kopfbereich werden in den meisten Fällen nicht durch am Kopf befindliche verkrampfte Muskeln, sondern viel häufiger durch Triggerpunkte im Hals- und Nackenbereich ausgelöst. Auf die Behandlung wichtiger zugehöriger Muskeln (Trapezius, Sternocleidomastoideus) wird im nächsten Abschnitt eingegangen.

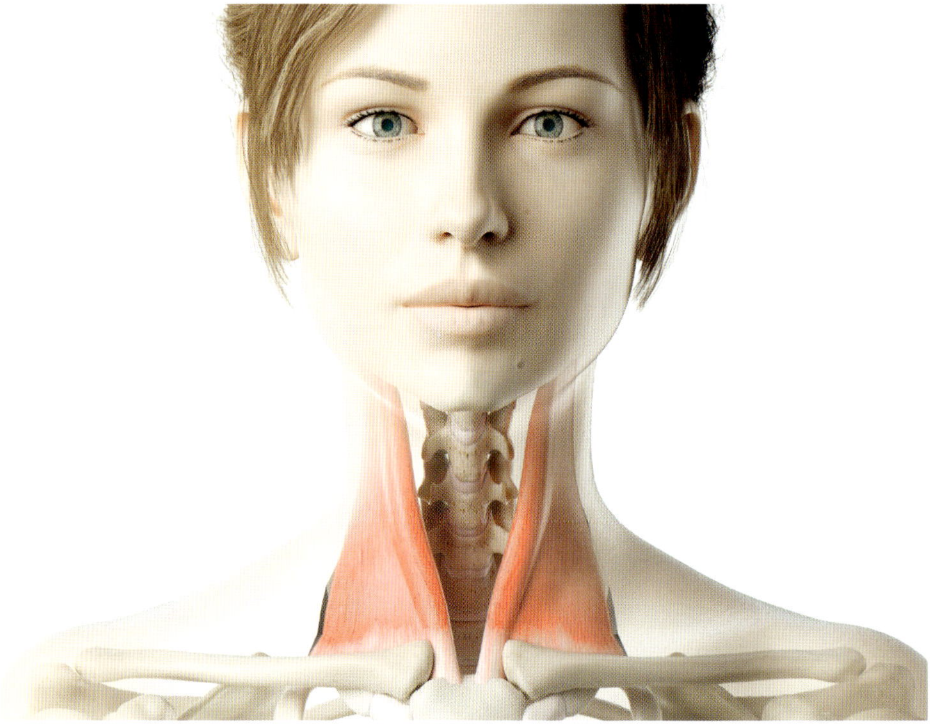

Triggerpunktbehandlung am Hals und Nacken – Beispiele

Viele Arten von Kopfschmerzen entstehen gar nicht im Kopf, sondern strahlen aus weiter entfernten Körperregionen dorthin. Mögliche Ursachen können z. B. in Triggerpunkten in Muskeln des Halses und des Nackens liegen. Doch sogar noch weiter unten im Körper befindliche Triggerpunkt-Verspannungen können bis in den Kopf hinein ausstrahlen. Diese sind selbstverständlich dann auch am Ort ihrer eigentlichen Entstehung schmerzhaft, auffindbar und behandelbar.

Beschäftigen wir uns zunächst mit den dem Kopf am nächsten liegenden Muskeln, denen an Hals und Nacken. Einige verhärtete Muskeln am Hals können Sie nur mit den Fingern behandeln, andere auch mit kleinen Bällen und an vielen Stellen ebenso mit dem Triggerpointer.

Sternocleidomastoideus-Syndrom – Schmerzen im Bereich des vorderen seitlichen Halses

Der breite und starke Musculus sternocleidomastoideus (SCM) verläuft zweistrahlig an Brust- und Schlüsselbein ansetzend bis hinter das Ohr. Er wird bei jeglicher Art von Nickbewegungen benötigt, bei Kopfdrehungen schulterwärts sowie beim Kippen des Kopfes (Ohr Richtung Schulter bewegen). Darum wird der Muskel auf Deutsch auch als großer Kopfwender bzw. Kopfnicker bezeichnet.

Mögliche Auslöser der Überlastung:

→ zu langes Verharren mit gekipptem, gedrehtem oder überstrecktem Kopf
→ Traumata durch zu starke bzw. ruckartige Krafteinwirkung auf den Kopf

Mögliche Fernwirkungen von Triggerpunkten im Musculus sternocleidomastoideus:

→ Stirn, Schläfen, Ohren, Hinterkopf
→ Augen, Nasennebenhöhlen

! **Info:** Aufgrund der Druckempfindlichkeit der unter dem SCM verlaufenden Halsschlagader ist das Massagemittel der Wahl hier die Hand, respektive die Finger. Damit werden Sie den Muskel direkt greifen und drückend massieren, ohne dabei auf andere Strukturen drücken zu müssen.

Behandlung: Auffinden des Muskels und Ausgangsposition: Im aufrechten Sitz oder Stand den Kopf zu der Seite mit der behandelnden Hand drehen. Falls nur eine Halsseite betroffen ist, den Kopf von dieser wegdrehen. Die Seite, zu der das Kinn zeigt, ist die behandelnde Hand. Den Kopf nur drehen, nicht neigen. Nun ist der Sehnenansatz des SCM am Brustbein gut zu spüren. Nehmen Sie diesen im Kneifgriff zwischen Daumen und die übrigen Finger und wandern Sie mit diesem Griff stückweise höher, der Muskel sollte gut zwischen den Fingern zu spüren sein.

Haben Sie einen schmerzhaften Punkt erreicht, halten Sie einen noch gut erträglichen Druck darauf für 30–60 Sekunden.

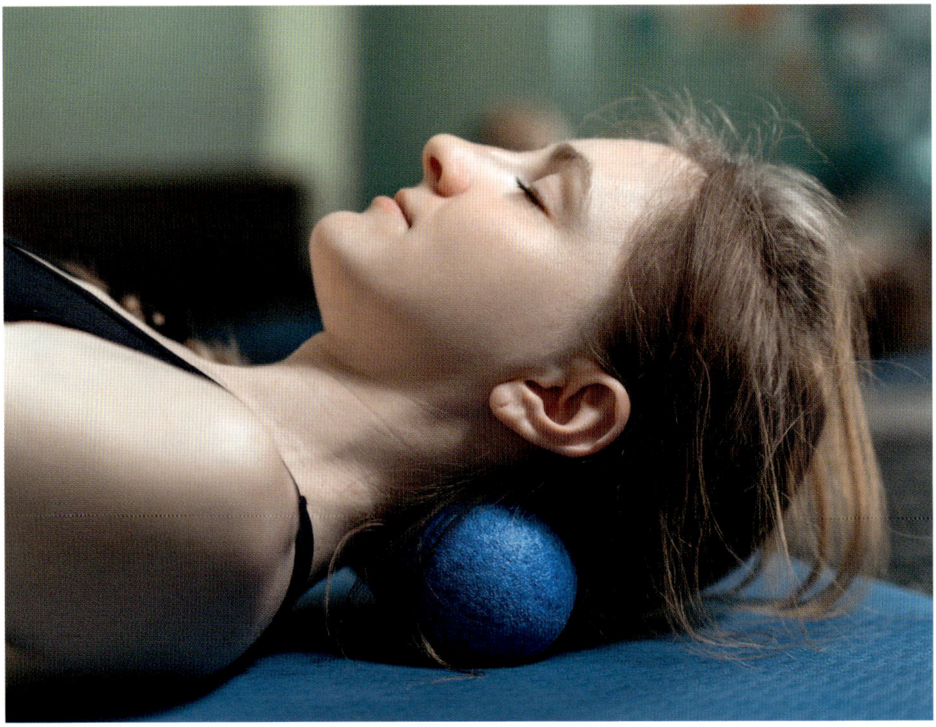

Musculus trapezius – der obere Teil, am Hinterkopf ansetzend

Der Trapezmuskel, unser größter Rückenmuskel, ist in seinen oberen Anteilen am Hinterkopf und an den Halswirbeln angewachsen. Selbst wenn der Triggerschmerz nur einseitig auftritt, eignet sich für die Behandlung des Trapezmuskels im Halsbereich IM LIEGEN am besten ein Doppelball. So kippt der Kopf nicht zur Seite, die (triggerpunktfreien) Muskeln und Muskelanteile bleiben entspannt, der Druck kann optimal wirken.

Behandlung: Den Ball an die schmerzhafte Stelle bringen und durch das Eigengewicht von Kopf und teils auch der Schultern Druck ausüben. Eine Zeit ruhig atmend so verharren.

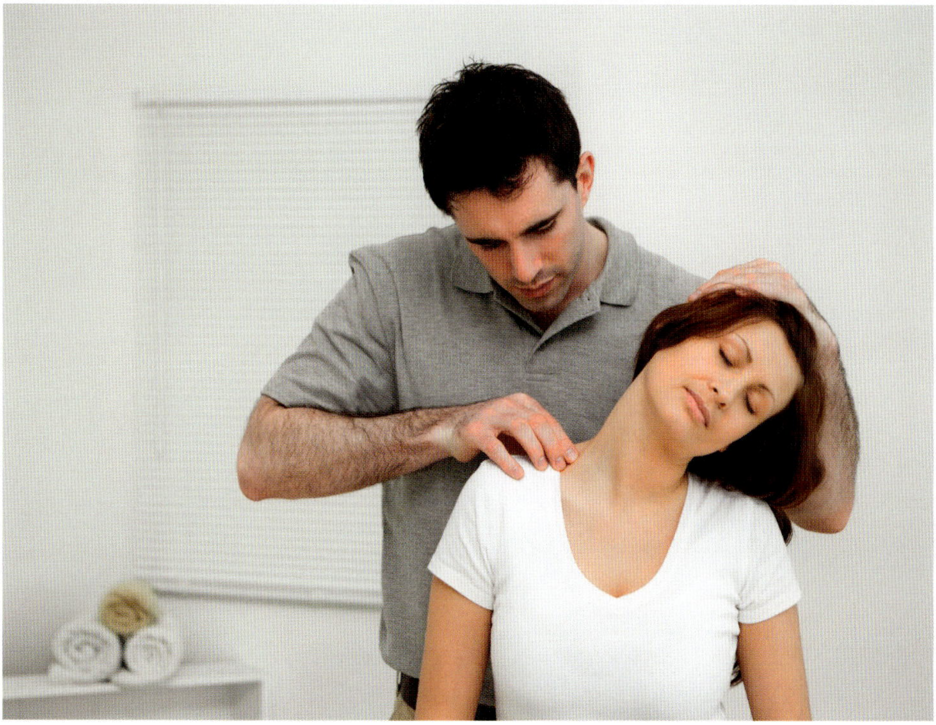

Alternative – die Behandlung im Stehen: Wer mit den Fingern arbeiten möchte, sucht sich eine Stelle am mittleren hinteren Hals, schulterseitig auf der gleichen Seite der behandelnden Hand. Suchen Sie dort mit dem Zangengriff eine sehnenartige Struktur (Daumen ohrseitig, Zeigefinger rückenseitig). Der hier auslaufende Strang des Trapezius ist dünner als ein Kleinfinger, kann allerdings bei großer Verspannung etwas schwer zu greifen sein. Wenn Sie die schmerzhafte Stelle zwischen Daumen und Zeigefinger im – leicht schmerzhaften – Klemmgriff haben, bewegen Sie den Kopf in langsamen Nickbewegungen nach vorne und hinten. Ggf. auf der anderen Seite genauso verfahren. Im Bild sehen Sie einen Therapeuten, der auf ähnliche Weise den Muskelstrang mit den Fingern sucht.

Fernwirkungen von Triggerpunkten im oberen Trapezmuskel:

→ Kopf

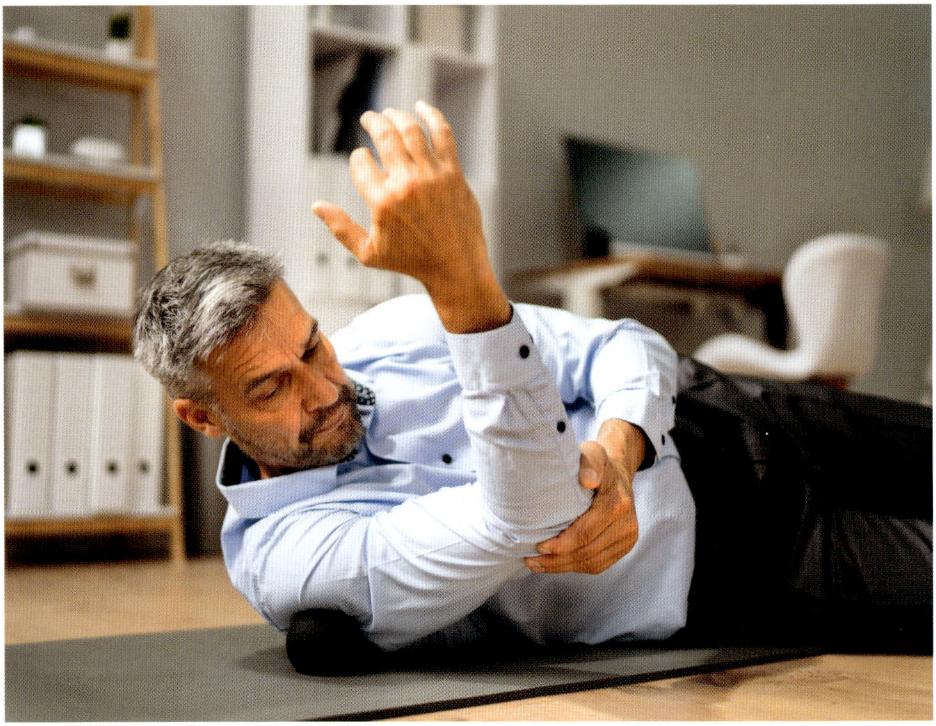

Triggerpunktbehandlung an Schulter und oberem Rückenbereich – Beispiele

Hier lässt es sich sehr gut mit kleinen harten Bällen arbeiten, teilweise eignen sich auch Triggerpointer. Denn die schmerzenden Punkte befinden sich naturgemäß an Stellen, die mit den Händen schlecht erreichbar sind.

Es gibt zwei Möglichkeiten, mit dem Eigengewicht bzw. mit Körperdruck zu arbeiten:

Behandlung im Liegen: Den Ball zwischen Boden und die schmerzende Stelle bringen. Ggf. durch Hin- und Herbewegen des Geräts diese Stelle zunächst genau lokalisieren. Dann dort – mit Körperdruck – so viel Druck ausüben, dass es schmerzt, aber noch gut auszuhalten ist. Mit dem Ball können auch langsam kleine kreisende Bewegungen ausgeführt werden.

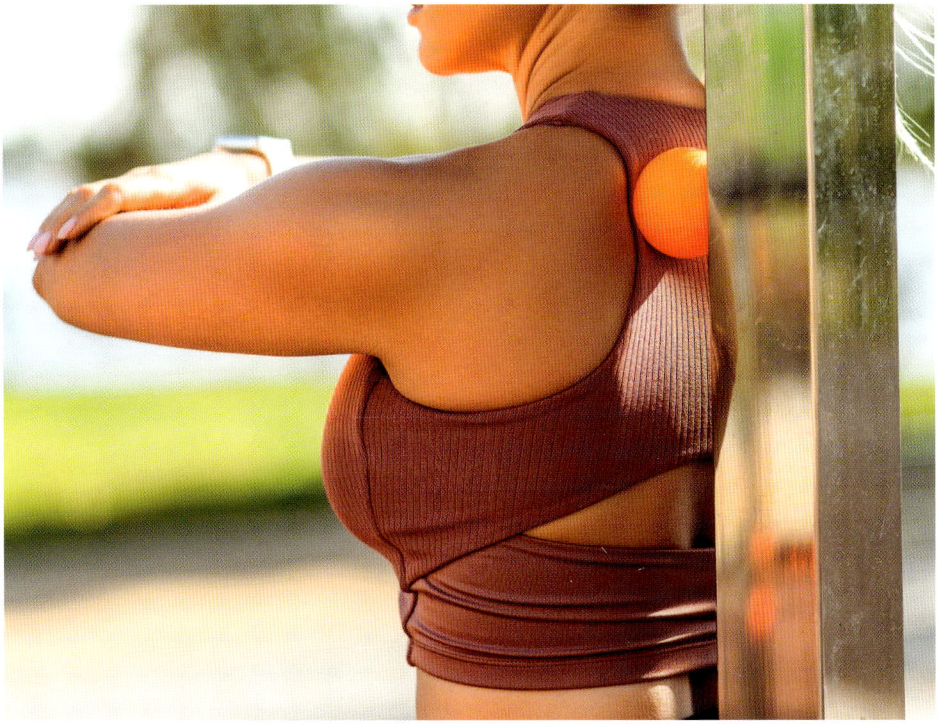

Behandlung im Stehen: Den Ball zwischen einer Wand und dem Körper behutsam zur Schmerzstelle »manövrieren« und diese mit langsamen, kreisenden Bewegungen massieren. Auch hier an der schmerzhaftesten Stelle mit hartem Druck einige Atemzüge lang halten. Haben Sie einmal an einer bestimmten Stelle einen Triggerpunkt aufgespürt, bzw. wurde dieser von Ihrem Therapeuten/Ihrer Therapeutin aufgefunden, können Sie wie im Beispielbild gezeigt jede Stelle im Schulterbereich (auch seitlich) sowie am Rücken mit dem Ball drückend behandeln. Zur Steigerung des Drucks stellen Sie sich einfach mit den Füßen weiter weg von der Wand. Dabei die Körperspannung aufrechterhalten.

Mögliche Fernwirkungen von Triggerpunkten in Schulter und oberem Rückenbereich:

→ Kopf
→ Arm
→ unterer Rücken

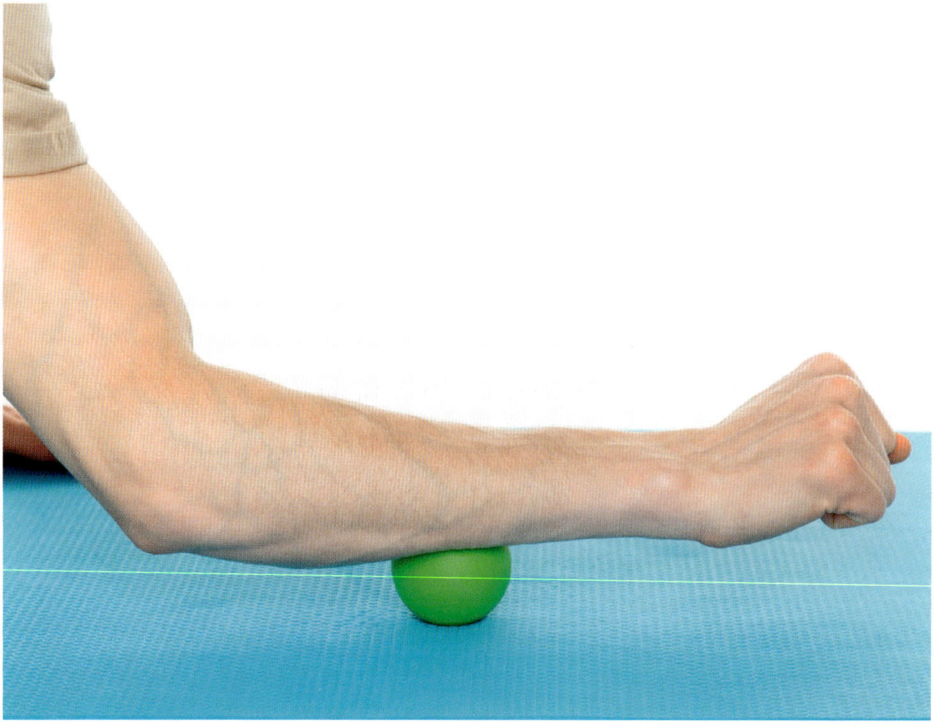

Triggerpunktbehandlung der Arme und Hände – Beispiele

Behandlung für den Oberarm – Oberseite: Schmerzhafte Punkte in der Oberarmmuskulatur lassen sich sehr gut mit den Händen und Fingern drückend behandeln. Nehmen Sie je nach Lage der Punkte die schaufelartig gekrümmten Finger (Zeigefinger bis Ringfinger) oder den Daumen der Gegenhand. Größere Muskelanteile am vorderen Oberarm können Sie auch mit einem Klammergriff behandeln. Dazu den Muskelstrang zwischen Handballen und den gekrümmten Fingern »einklemmen« und zusammendrücken.

Behandlung für den Oberarm – Rückseite: Hierzu eignet sich ein Ball. Knien Sie sich auf einer Matte mit dem Rücken zur Wand, platzieren Sie den Ball an die schmerzhafte Stelle und üben Sie mithilfe von Kraft aus dem Rumpf und den Oberschenkeln Druck aus.

Behandlung für den Unterarm: Triggerpunkte auf der Oberseite können effizient mit dem Daumen der Gegenhand gedrückt werden. Dazu am besten im Sitzen an einem Tisch arbeiten. Den Arm, der behandelt werden soll, mit dem Unterarm quer vor der Brust auf dem Tisch auflegen.

Triggerpunkte auf der Unterseite des Unterarms lassen sich gut mit einem Ball und Körperdruck bearbeiten. Hierzu am besten in den Kniestand gehen.

Mögliche Fernwirkungen von Triggerpunkten im Unterarm:
→ Ellenbogen (Tennisarm, Golfer-Arm)

Behandlung für die Hand: Triggerpunkte im Bereich der Handmuskulatur befinden sich zumeist an der Handfläche im Daumenbereich sowie im Bereich der Mittelhandknochen.

Hier können Sie hervorragend mit dem Daumen der anderen Hand drückend arbeiten, die restlichen Finger jener Hand üben Gegendruck auf der Handoberseite aus.

! **Achtung:** Auch hier gilt: Keine Druckbehandlung in entzündeten Bereichen!

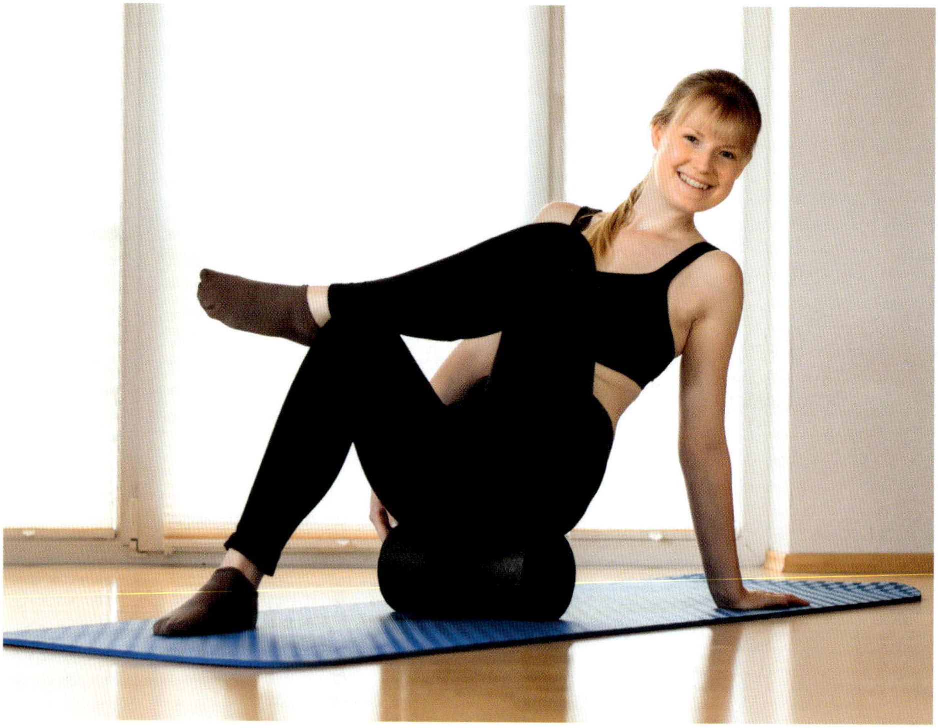

Triggerpunktbehandlung an Hüfte und Gesäß – Beispiele

Die Hüft- und Gesäßregion ist neben dem Schulter- und Rückenbereich einer der am häufigsten betroffenen Triggerpunktregionen. Nicht zuletzt, weil sich in diesem Körperbereich eine Menge großer und oft stark belasteter Muskeln befinden. Für diese großen und weit in die Tiefe gehenden Muskelstrukturen empfiehlt sich die Behandlung mit einer großen Faszienrolle bzw. mit einem Faszienball.

Behandlung: Legen oder setzen Sie sich vorsichtig mit der betroffenen Stelle auf den Ball bzw. die Faszienrolle und massieren Sie diese durch langsame leicht rollende Bewegungen. An der schmerzhaftesten Stelle den Ball/die Faszienrolle einige Atemzüge lang still haltend drücken.

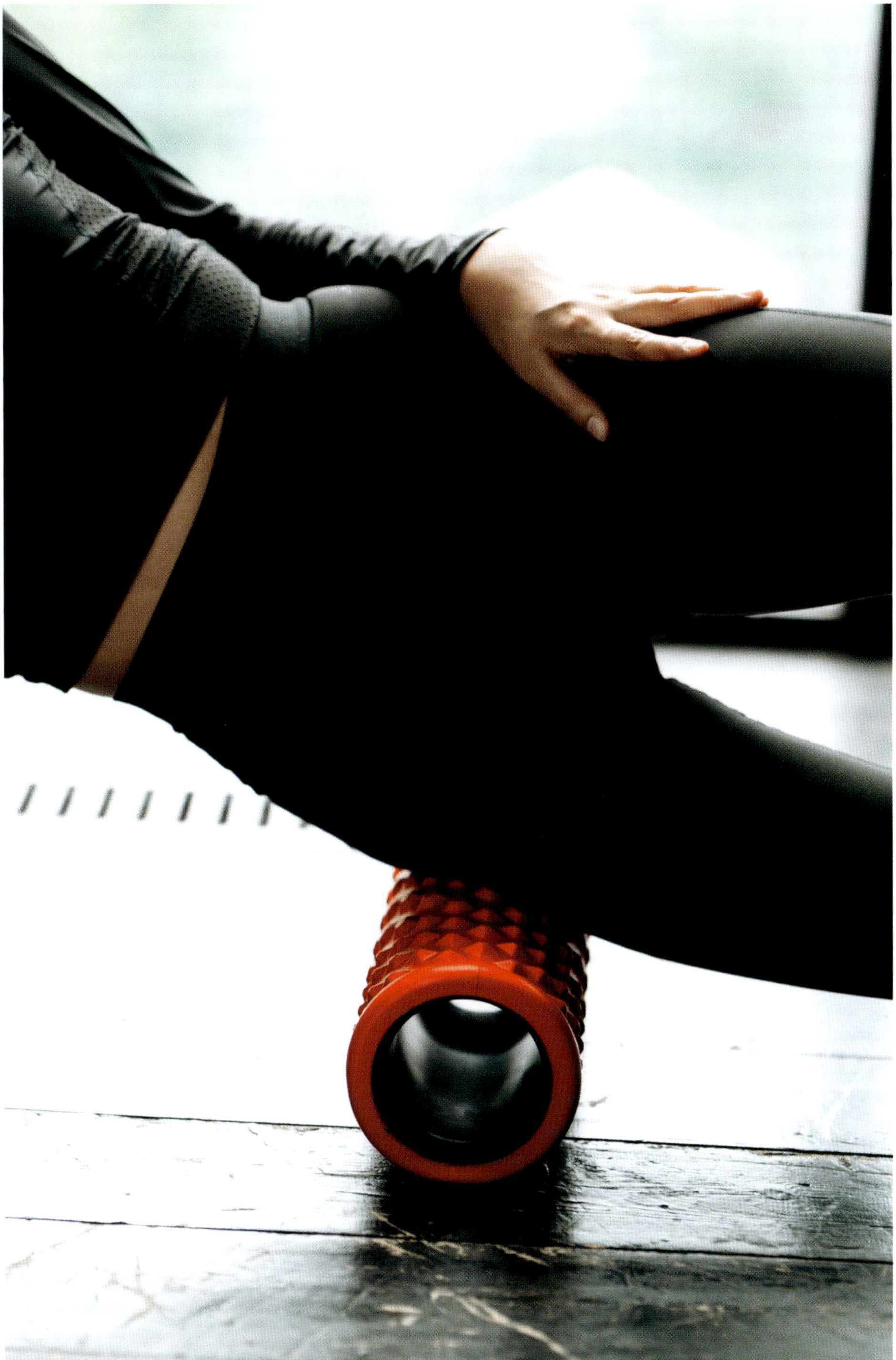

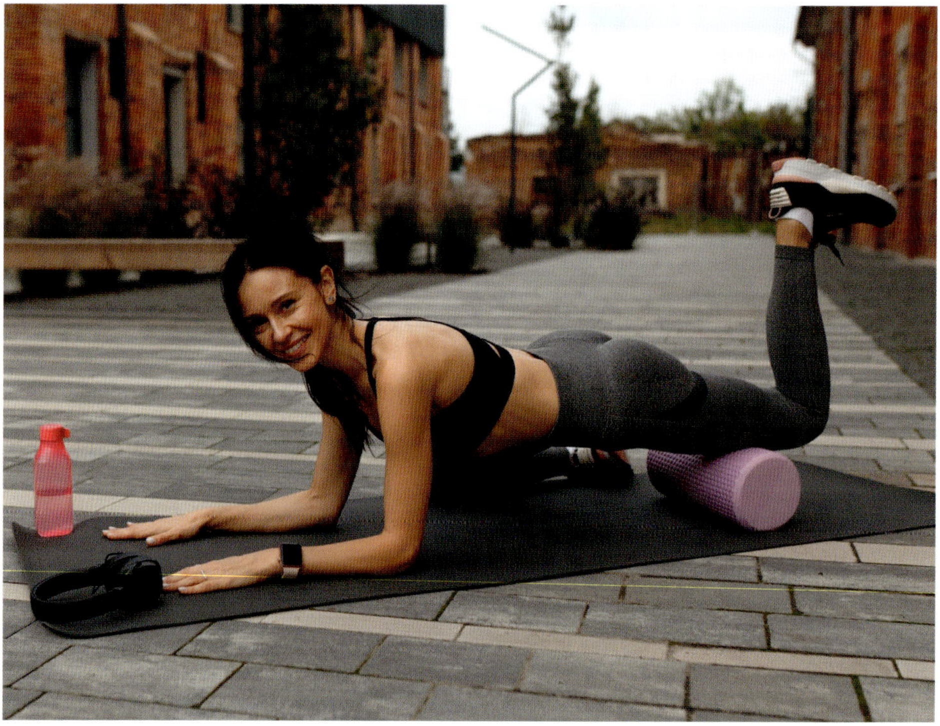

Triggerpunktbehandlung an Ober- und Unterschenkel – Beispiele

Unser Beine sind von einer großen Zahl an Muskeln durchzogen, die nicht nur wichtig für die Aufrechthaltung sind, sondern auch dazu dienen, dass wir uns im aufrechten Gang fortbewegen können. Daher gibt es auch eine Menge an Muskeln im Beinbereich, die bei Überlastung oder Fehlbelastung Triggerpunkte entwickeln können.

Triggerpunkte am Oberschenkel

Anfällig für Triggerpunkte sind zwar auch die vorderen Oberschenkelmuskel (s. Bilder), aber noch viel mehr die bein-innenseitig liegenden Adduktoren. Als Adduktoren bezeichnet man alle Muskeln, die ein Körperglied an die senkrechte Körpermittelachse heranziehen, z. B. den Arm oder das Bein.

Insbesondere die Bein-Adduktoren sind häufig von Triggerpunkten betroffen. Sie alle entspringen an verschiedenen Stellen des Schambeins. Haben Sie keine Angst

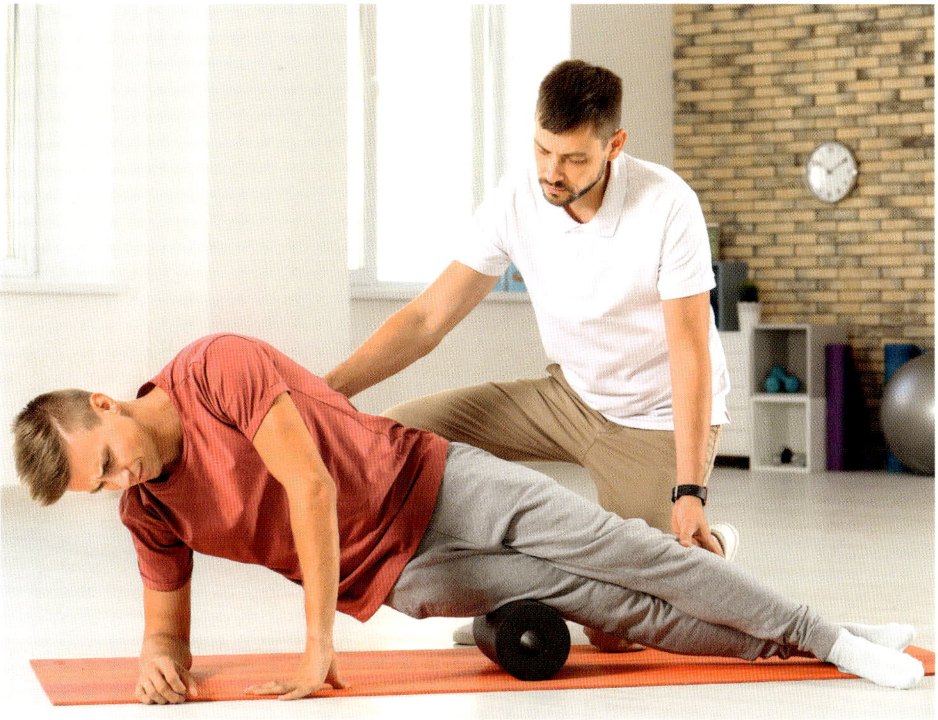

vor den vielen Muskel-Fachbegriffen, die Sie hier nun lesen, die darauffolgenden Übungsbeschreibungen und Bilder zeigen Ihnen einfache Behandlungsmöglichkeiten auf.

Es geht im Einzelnen um folgende Muskeln (siehe auch die Grafik auf der folgenden Seite):

→ Der Musculus pectineus ist ein recht kurzer Muskel. Er befindet sich an der Innenseite des oberen Oberschenkels und ist am oberen Oberschenkelknochen (rückseitig) angewachsen.

→ Auch der Adductor brevis sowie der Adductor longus sind am rückseitigen Oberschenkelknochen angewachsen, ersterer im oberen Drittel, letzterer relativ mittig.

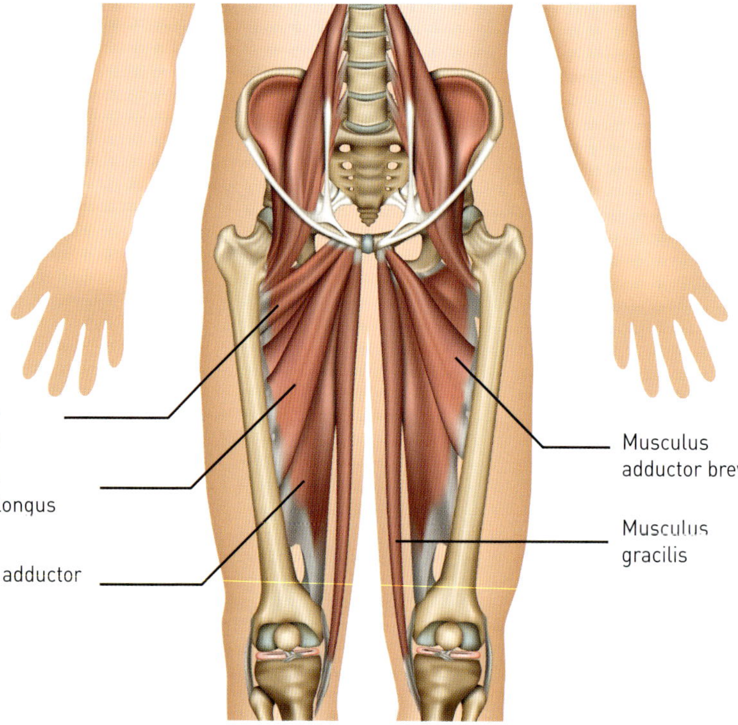

→ Der Adductor magnus ist der flächigste Muskel unter den Adduktoren und zudem relativ lang. Er endet mit einer breiten Ansatzfläche am hinteren Oberschenkel. Ein zweiter Ast zieht sich beininnenseitig bis zum unteren Ende des Oberschenkelknochens.

→ Der Musculus gracilis ist der längste unter den Beinadduktoren und gleichzeitig auch der schmalste. Er endet – gemeinsam mit zwei weiteren Oberschenkelmuskeln – am hinteren inneren Schienbeinknochen. Der Musculus gracilis ist der am weitesten oberflächlich gelegene Muskel der Adduktorengruppe und ist daher gut selbst behandelbar. Das Pes-anserius-Syndrom kann u. a. mit Triggerpunkten in diesem Muskel zusammenhängen.

All diese genannten Muskeln werden nicht nur für das Heranziehen des Beins Richtung Körpermittelachse benötigt, sondern auch dazu, das Bein nach außen zu

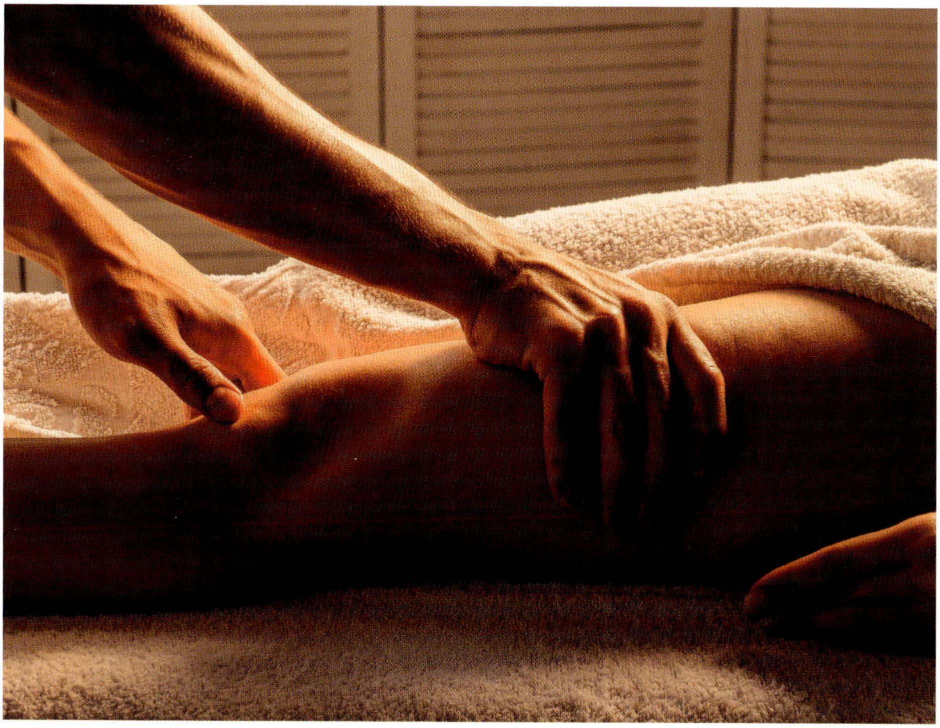

drehen. Darüber hinaus haben diese Muskeln eine wichtige stabilisierende Funktion für das Hüftgelenk, womit bestehende Triggerpunkte häufig Fernwirkungen in den Rücken ausstrahlen ebenso wie in die Beine. Insbesondere Triggerpunkte im Muskulus gracilis können Fernwirkungen in den Unterschenkel und bis in die Füße hinein haben. (Im Bild: Ein Therapeut ertastet die schmerzhaften Verhärtungen).

Fernwirkungen von Triggerpunkten in den Adduktoren:
→ Leiste und Hüfte
→ Knie

Behandlungsvorschläge: Im aufrechten Sitz, die schmerzenden Muskelstellen – sie befinden sich auf der Innenseite des Oberschenkels und relativ weit oben – mit beiden Daumen eine Weile lang kräftig drücken. Dazu gegebenenfalls etwas in den Grätschsitz gehen, um besser arbeiten zu können.

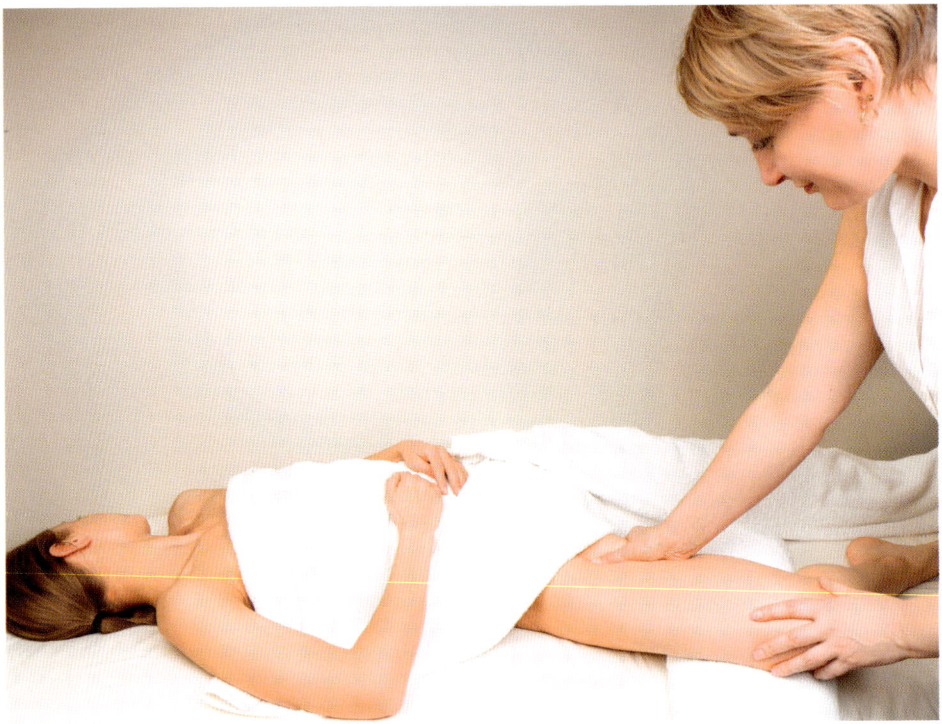

Alternativ können Sie auch einen Zangengriff anwenden (Daumen oben, die übrigen Finger hinten), um einzelne Muskelstränge zu fassen und zu drücken. Das funktioniert besonders gut für den dünnen und oberflächlich liegenden Musculus gracilis (im Bild zeigt die Therapeutin diesen Griff).

Triggerpunkte am Unterschenkel

Der Unterschenkel ist für unsere Hände gut erreichbar, womit bestehende schmerzhafte Muskelverhärtungen sowohl mit Fingerdruck als auch unter Einsatz einer kleinen Faszienrolle (mit Griffen) druckvoll bearbeitet werden können.

Behandlung der Schienbeinmuskulatur: Arbeiten Sie im Sitzen. Erspüren Sie den Schienbeinmuskel im oberen Drittel des äußeren Schienbeins, indem Sie den Fuß mehrmals anziehen, dabei aber die Ferse auf dem Boden lassen. Den Muskel nun an seinem dicksten Bereich rollend bearbeiten. An besonders schmerzhaften Stellen eine Weile drückend verharren.

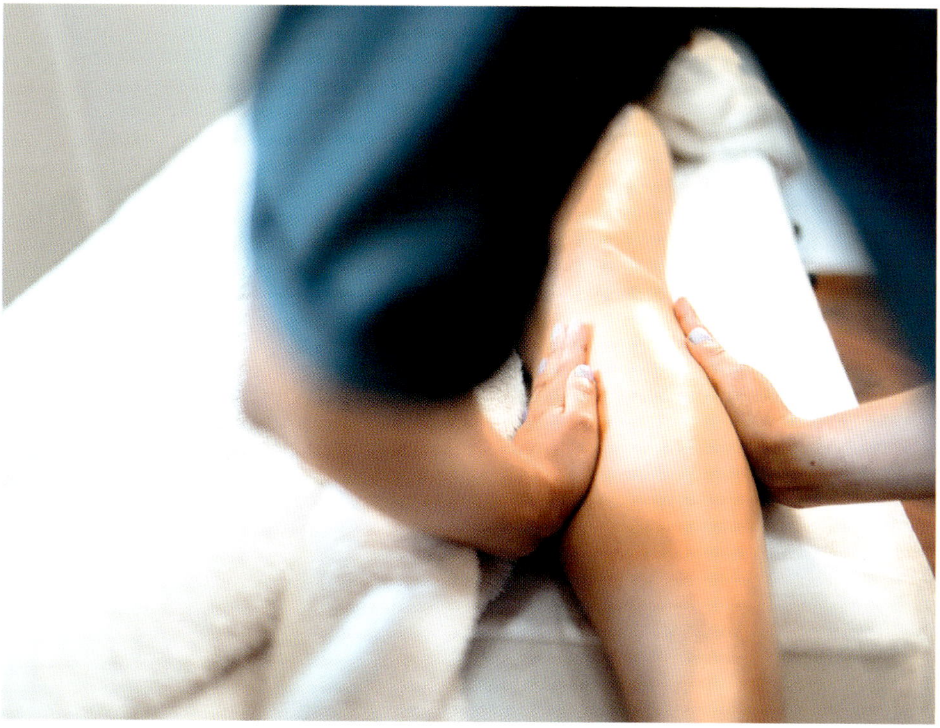

! **Achtung:** Üben Sie immer nur Druck auf die Muskulatur aus, niemals auf die gut zu spürenden harten Sehnenansätze oder gar den Knochen. Das bringt statt Schmerzlinderung schlimmstenfalls neue Schmerzen oder führt gar zu langwierigen Entzündungen.

Fernwirkungen von Triggerpunkten im Schienbeinmuskel:
→ Fußgelenk bis in die große Zehe

Behandlung der Wadenmuskulatur: Hier arbeiten Sie im Strecksitz und wiederum mit einer kleinen Faszienrolle (Griffe sind nicht nötig). Die Rolle im oberen Drittel der Wade unter dem Bein positionieren, das andere Bein überschlagen – das erhöht den Druck. Die Hände sind hinter dem Gesäß abgestützt. Jetzt das Gesäß nur wenig vom Boden abheben und langsame Vor- und Zurückbewegungen ausführen. An besonders schmerzhaften Stellen etwas verharren.

Fernwirkungen von Triggerpunkten in der oberen Wadenmuskulatur:
→ Achillessehne, Fußsohle

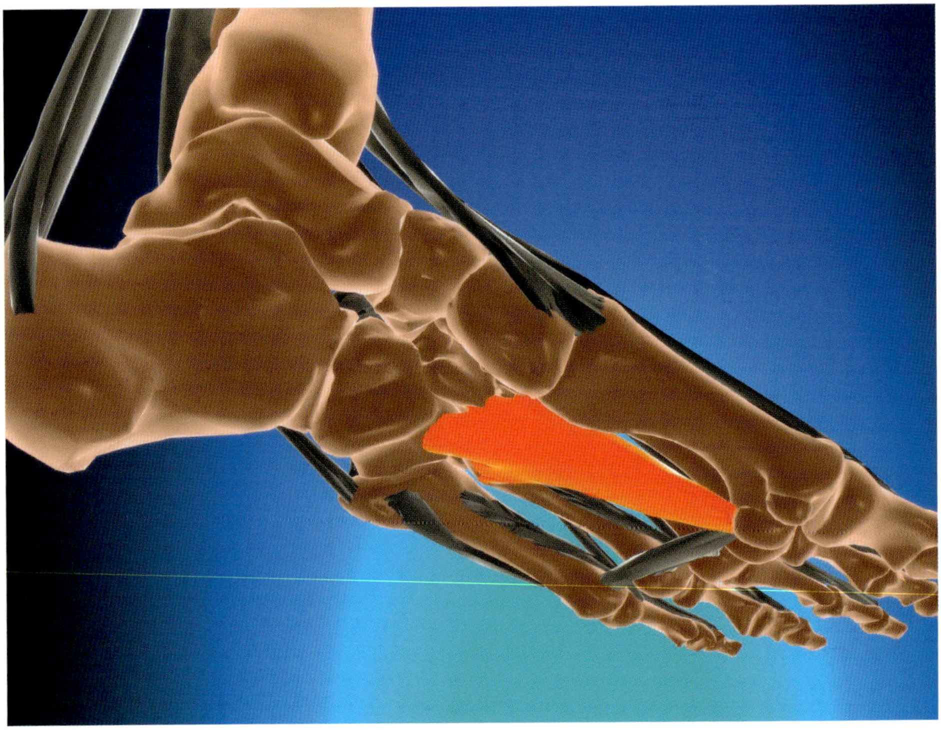

Triggerpunktbehandlung am Fuß – Beispiele

Obwohl viele Arten von Fußschmerzen durch viel weiter oben im Körper befindliche Muskeltriggerpunkte – etwa im Bein oder sogar im Rücken – verursacht werden, gibt es dennoch auch im Fuß verhärtete und schmerzende Muskeln, die wirksam behandelt werden können. Diese befinden sich auf der Fußsohlenseite, vor allem im Ballenbereich.

! **Achtung:** Voraussetzung für eine Triggerpunktbehandlung an der Fußsohle ist, dass es sich NICHT UM ENTZÜNDETE Bereiche handelt, denn die verhärteten Muskeln liegen zum Teil unter der dicken Plantarfaszie, sodass mit ordentlich Druck gearbeitet werden muss. Lassen Sie eine eventuell bestehende Entzündung daher vor der Eigenbehandlung am besten von ärztlicher Seite abklären.

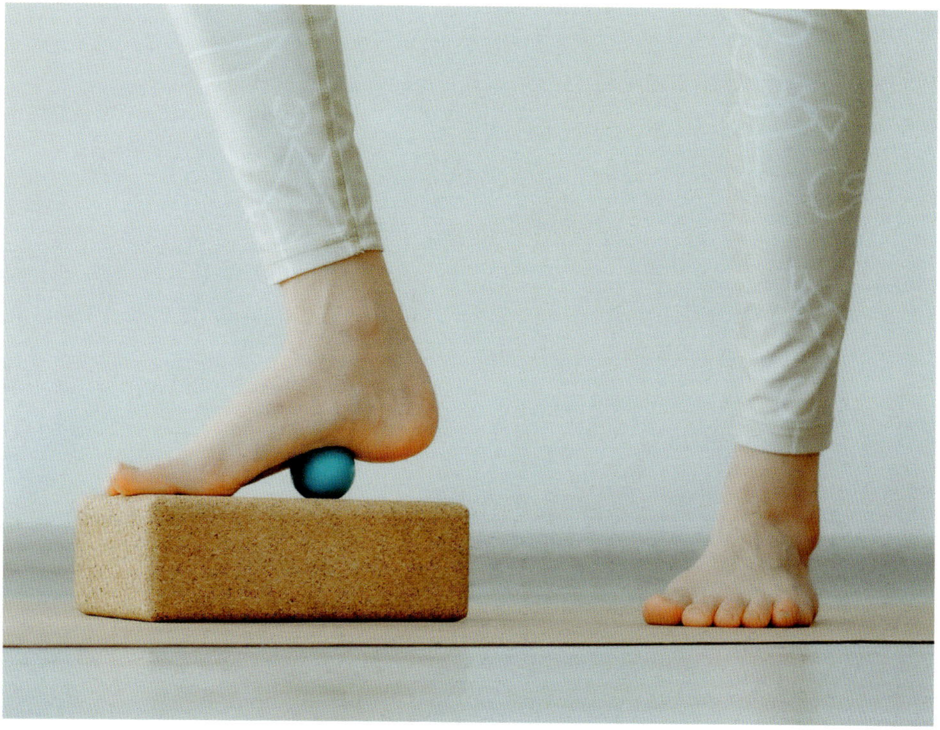

Schmerzen im Ballenbereich können z. B. von verhärteten Fasern des Musculus adductor hallucis ausgelöst sein. Er ist dafür zuständig, die große Zehe in Richtung zweiter Zehe zu ziehen. Dieser Muskel liegt tief im Inneren des Fußes (s. Bild links), und es benötigt relativ hohen Druck, um die schmerzhaften Verhärtungen zu lösen.

Auch der Musculus flexor digitorum brevis, der die kurzen Zehen beugt, ist für Triggerpunkte anfällig. Dieser Muskel setzt am Fersenbein an und ist am besten im Fußgewölbe zu bearbeiten (Bild oben).

Behandlung: Geeignete Hilfsmittel sind ein glatter Faszienball, ein Tennis- oder Lacrosseball. Arbeiten Sie in beiden Fällen im Stehen – nachdem Sie die schmerzhaftesten Punkte identifiziert haben – mit gezieltem statischem Druck für ca. 30–60 Sekunden. Der Schmerz sollte spürbar aber noch gut auszuhalten sein. Weiteratmen nicht vergessen!

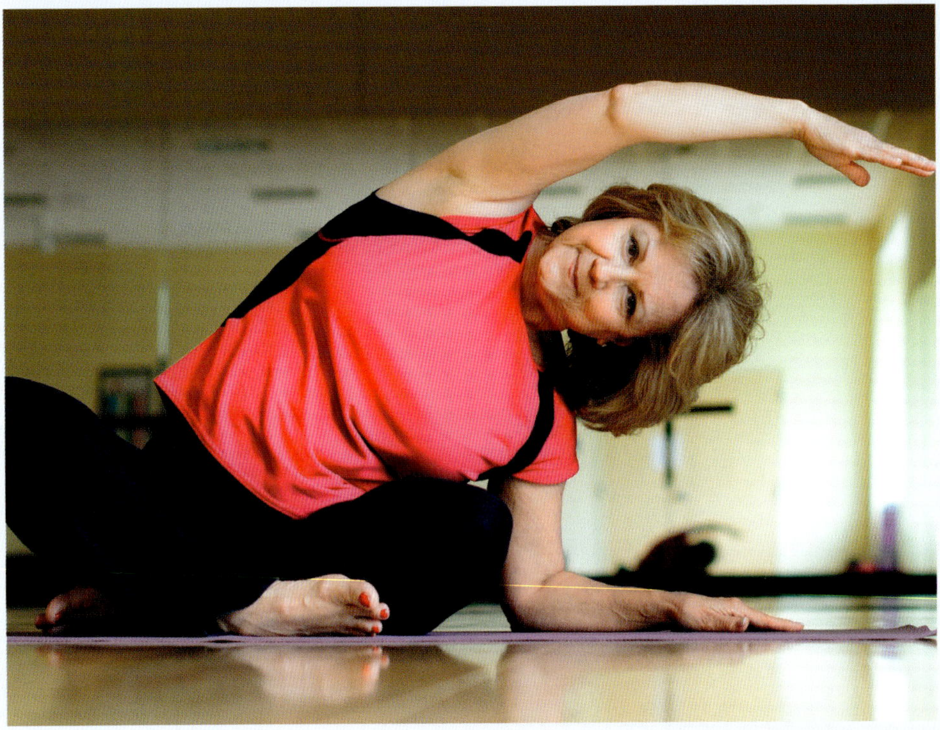

Triggerpunkt-Selbstbehandlung – die Bonuspunkte

Neben dem ersten Ziel, der Schmerzlinderung bzw. Schmerzfreiheit, können Sie mit Ihrer Selbstbehandlung auch noch so einiges anderes Gutes erreichen.

Wieder mehr Beweglichkeit

Ohne Schmerzen bewegen wir uns in der Regel viel natürlicher, als wir es unter Schmerzen tun. Triggerpunkte jedoch verursachen große Schmerzen. Jede(r) Betroffene wird in der Folge logischerweise versuchen, diesem Schmerz aus dem Weg zu gehen. Man bewegt sich also anders als normal, unphysiologisch, überlastet gegebenenfalls Gelenke oder bestimmte Bereiche der Muskulatur. Letzteres kann fatalerweise wiederum neue Triggerpunkte aktivieren – ein Teufelskreis beginnt (s. auch die Grafik auf S. 31).

Somit kann die Selbstbehandlung von Triggerpunkten helfen, die normale Beweglichkeit wiederherzustellen.

! **Wenn** die Beweglichkeit von Gelenken nicht nur durch die schmerzhaften Triggerpunkte eingeschränkt ist, sondern auch aufgrund von Verkürzungen und Faszienverklebungen – und das ist häufig der Fall –, dann sollten mit Erlangen einer gewissen Schmerzfreiheit nach und nach Dehn- und Kräftigungsübungen für die entsprechenden Muskeln ausgeführt werden (Ausführlicheres dazu ab S. 78).

Schnellere Heilung

Nach Verletzungen und Operationen entstehen im traumatisierten Gewebe häufig muskuläre Verspannungen, oft als Folge von Schutzhaltungen oder auch ganz autonom. Diese Verkrampfungen können den Heilungsverlauf stark verlängern.

Werden diese myofaszialen Verhärtungen (= Triggerpunkte) bereits in einem frühen Stadium behandelt, können Schmerzen besser und schneller gelindert werden, die normale Beweglichkeit schneller wiedererlangt werden. Auch die Heilung von Nerven wird durch Triggerpunktarbeit beschleunigt, eine wichtige Voraussetzung für die korrekte Ausführung von Dehn- und Kräftigungsübungen in der Rehabilitationsphase.

Weniger Operationen

Chronische starke Schmerzen und Bewegungseinschränkungen führen nicht selten dazu, dass Ärztinnen und Ärzte zu einer Operation raten.

Als Gründe für einen solchen großen Eingriff werden z. B. Gelenkverschleiß, knöcherne Auswüchse, Sehnen(an)risse und/oder Entzündungen genannt. Und all dies kann auch diagnostisch belegt werden.

Doch – und das gilt es für Sie als Patient vor der Zustimmung zu einer Operation unbedingt zu bedenken: Starke Schmerzen müssen keinen körperlichen Schaden als Grundlage haben, und belegbare körperliche Schäden können auch ohne Schmerzen vorhanden sein.

In vielen Fällen werden die Schmerzen durch myofasziale Probleme, also durch Triggerpunkte ausgelöst.

Werden diese Triggerpunkte behandelt, idealerweise kombiniert mit Ihrer Selbstbehandlung, dann werden die Schmerzen oft gelindert, verschwinden gar – mit dem Ergebnis, dass Sie eventuell eine Operation gar nicht mehr in Erwägung ziehen. Denn Schmerzfreiheit, Wohlfühlpunkt Nr. 1, bedeutet immer auch mehr Beweglichkeit, der Wohlfühlpunkt Nr. 2.

Bedenken Sie: Eine Operation ist immer ein harter Eingriff in das System Körper. Sie geht immer mit einer Irritation der betreffenden Gewebe einher und erfordert eine anschließende mehr oder minder lange Erholungsphase.

Daher sollten vorab alle Möglichkeiten ausgeschöpft werden, die nicht-operativ sind. Die Behandlung von Triggerpunkten ist vor therapeutischen Kraft-, Dehn- und Gewahrseinsübungen (dazu später mehr) eine der ersten guten Möglichkeiten.

Lassen Sie sich also mit der Entscheidung für eine Operation Zeit, holen Sie sich Meinungen von mehreren Ärztinnen und Therapeuten ein, recherchieren Sie Erfahrungen von Menschen, die die für Sie angedachte Operation bereits hinter sich haben.

! **Haben** Sie Mut, selbst Hand an Ihren Körper und Ihre Muskeln anzulegen. Die Ergebnisse sind oft mehr als gut.

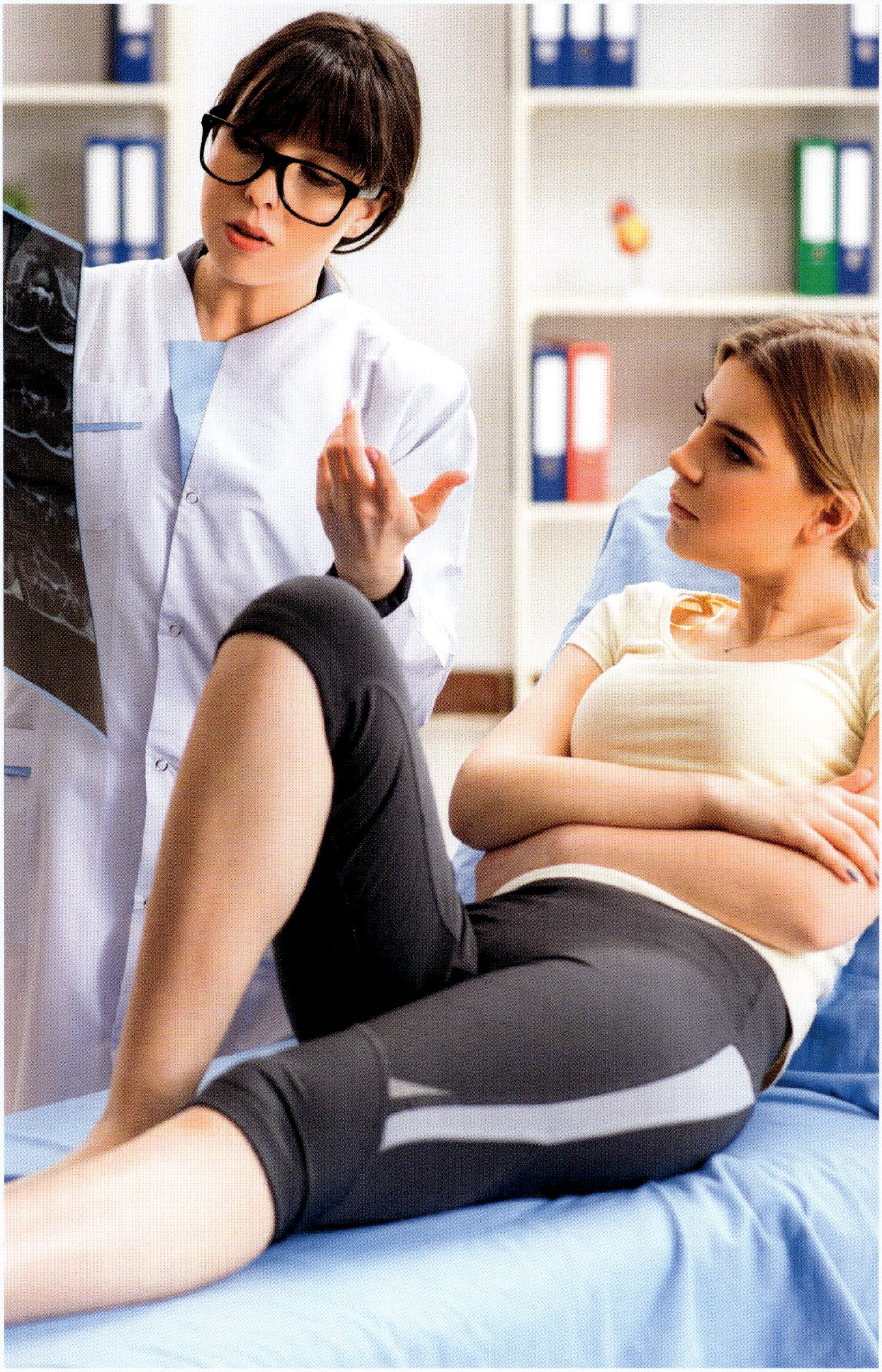

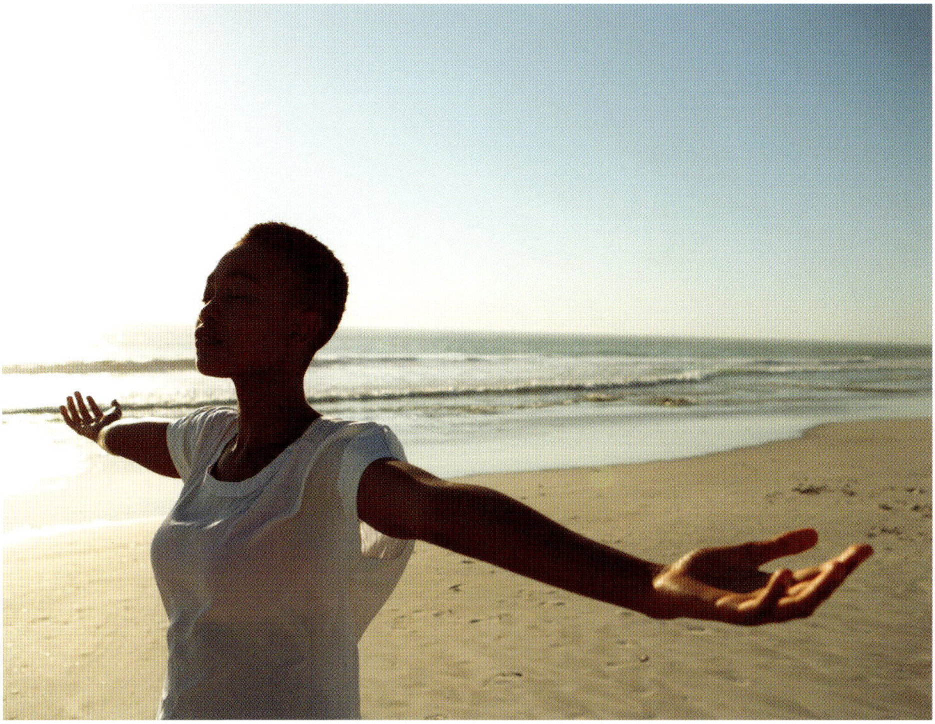

Begleitende Maßnahmen zur Triggerpunktbehandlung

Selbstverständlich können Sie zusätzlich zu Ihrer zuhause durchgeführten Triggerpunkttherapie kostenpflichtige therapeutische Behandlungen in Anspruch nehmen (mehr dazu ab S. 86). Hier soll es nun zunächst um Maßnahmen gehen, die Sie selbst unterstützend ganz einfach im eigenen Wohnzimmer durchführen können.

Gewahrseinsübungen

Jede Bewegung oder Belastung führt zu Spannungsveränderungen in der Muskulatur, ganz gleich wie klein und fein sie ausfällt. Bei Gewahrseinsübungen geht es um das Spüren genau dieser Veränderungen.

Dabei ist das Spüren von Unterschieden viel leichter, wenn die anfängliche Muskelspannung nur gering ist.

Ein Beispiel zur Verdeutlichung

Sie halten einen Arm waagerecht ausgestreckt, drehen die Handfläche nach oben. Wenn Ihnen jemand nun einen Apfel auf die Hand legt, werden Sie – trotz des nur geringen Gewichts – eine große Veränderung in Ihrer Muskelspannung, insbesondere im Schulterbereich und im oberen Rücken feststellen.

Bringen Sie Ihren Arm dagegen zunächst gegen den Zug eines Widerstandsbands in die Waagerechte und legen dann noch eine Orange auf die Handfläche, werden Sie kaum eine Veränderung in der Muskelspannung verspüren, weil diese bereits stark vorgespannt ist.

Übertragen wir dieses Beispiel auf eine von Triggerpunkten beeinträchtigte Muskulatur: Sie ist bereits so stark angespannt, als ob wir es bereits mit einem Widerstandsband zu tun hätten. Zusätzliche Belastung wird von einem solchen stark vorgespannten Muskel kaum wahrgenommen. Er kann also nicht gut reagieren – weder mit einer Erhöhung der Kontraktion noch mit einem nachfolgenden durch die Belastung erzeugten Wachstumsreiz. Und er kann nach der Belastung auch nicht ausreichend entspannen.

! **Info:** Senken wir unsere Muskelspannung durch Triggerpunkt-Selbstmassagen, dann wird bei Gewahrseinsübungen der relative Unterschied in der Muskelspannung, den die Bewegungen bzw. Belastungen erzeugen, größer ausfallen und somit leichter wahrzunehmen sein. Eine wichtige Voraussetzung dafür, neue, effektivere und letztendlich schonendere Bewegungsmuster zu erlernen.

Entspannungstechniken und Achtsamkeitsübungen

Auch wenn Entspannungstechniken nicht dazu dienen können, Triggerpunkte aufzulösen (siehe der Kasten auf S. 37), sind sie doch eine hervorragende Ergänzung zu Ihrer eigenen Triggerpunkttherapie.

Zum einen können Sie mit Entspannungsübungen die (noch) nicht von Triggerpunkte belastete Muskulatur davor bewahren, ebenfalls solche Verhärtungen zu entwickeln. Zum anderen werden Sie feststellen, dass Ihre eigene Triggerpunktarbeit nach und nach die Wirksamkeit von Entspannungsübungen ganzkörperlich steigert. Denn wenn Sie Ihre Triggerpunkte behandeln, führt das in jedem Fall dazu, dass die Spannung im betroffenen Muskel sinkt und er in der Folge wieder ansprechbarer für jegliche Art von nervlichen Entspannungsreizen ist.

Eine Auswahl an Entspannungstechniken
Wählen Sie aus einer großen Palette an Methoden diejenigen aus, die Ihnen am besten zusagen. Und scheuen Sie sich nicht davor, auch mal Neues auszuprobieren. Hier eine unvollständige Aufzählung an Möglichkeiten:

Meditation, Atemübungen, autogenes Training, geführte Fantasiereisen, Progressive Muskelentspannung nach Jacobson, die Feldenkrais-Methode, Yoga, Hanna-Somatics bzw. darauf beruhende sensomotorische Körpertherapien usw.

Mit dazu gehören aber auch all jene als ganz persönlich angenehm empfundene Aktivitäten wie z. B. Wellness zuhause oder im Spa, Tanzen, Spazierengehen (mit den Kindern oder dem Hund), Bewegung im Wasser und vieles anderes mehr.

Übungen zur Kräftigung und Dehnung

Nach der erfolgreichen Behandlung von Triggerpunkten, d. h. wenn Sie weitgehend schmerzfrei sind – sollten idealerweise kräftigende Übungen sowie die Dehnung der betroffenen Muskeln auf Ihrem täglichen Plan stehen. Ganz entspannt, Hauptsache regelmäßig. Weil dieses Thema viel Raum braucht, finden Sie mehr dazu auf den folgenden Seiten.

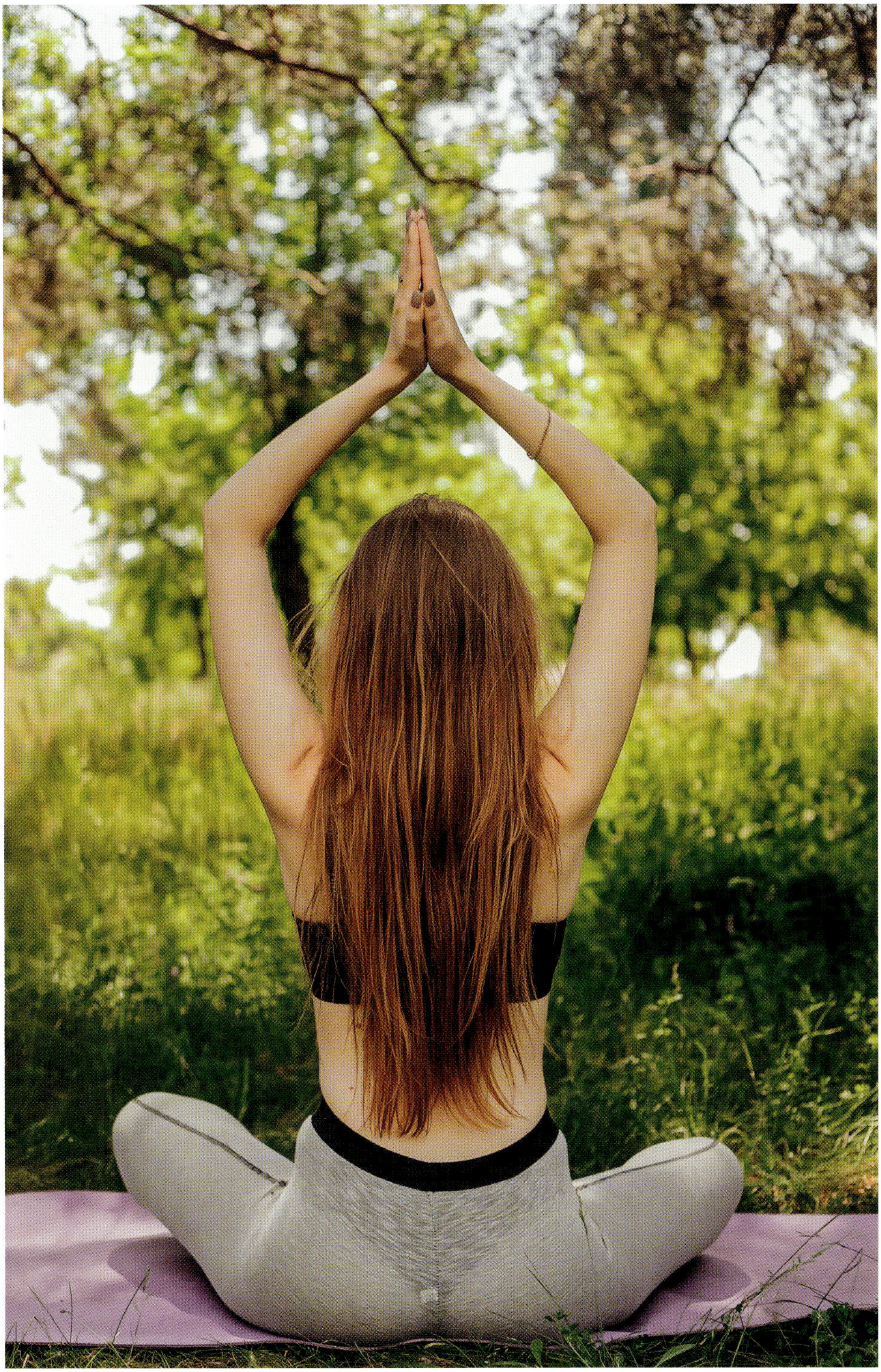

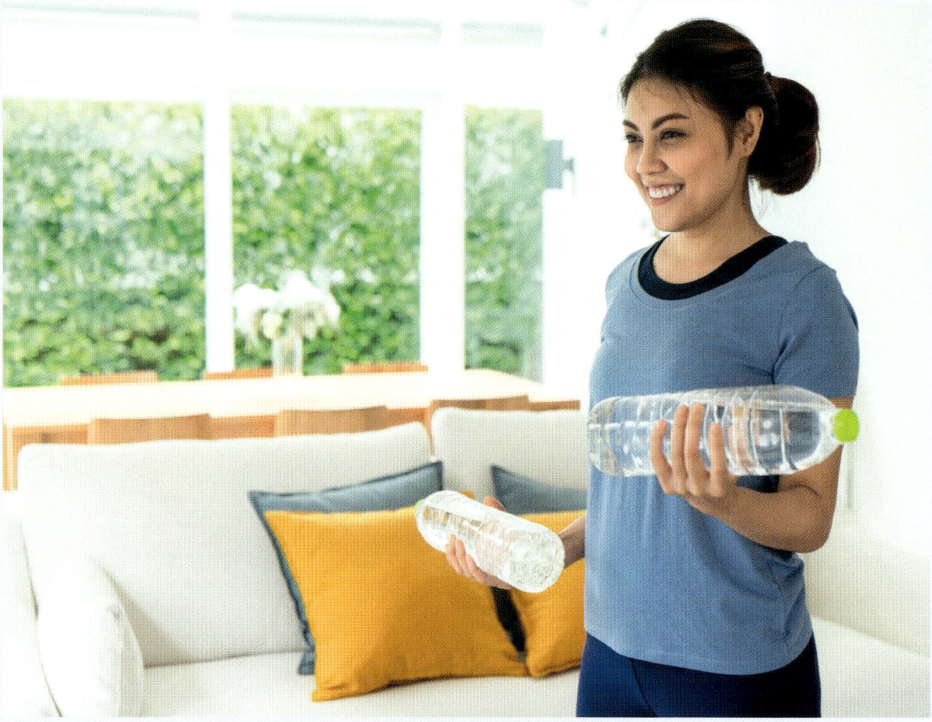

Kraftübungen und Dehnungsübungen erst NACH der erfolgreichen Triggerpunktbehandlung

Moderates Krafttraining ist für alle Menschen – ganz gleich welchen Alters – wichtig, denn eine starke Muskulatur ist weniger anfällig für Verletzungen und myofasziale Probleme.

! **Am** wichtigsten ist es, Muskelbereiche, die schon einmal von Triggerpunkten betroffen waren, nach der therapeutischen Behandlung regelmäßig zu kräftigen und zu dehnen, um einer erneuten Verkürzung und Verhärtung frühzeitig entgegenzuwirken.

Zudem hilft Krafttraining (idealerweise in Zusammenhang mit nachfolgender Entspannung und/oder Dehnung), die Muskulatur »geschmeidiger« zu machen. Sie kann sich dann wieder besser zusammenziehen und strecken lassen.

Bevor Sie jedoch mit Kräftigungsübungen beginnen bzw. Ihr gewohntes Krafttraining weiterführen, sollten Sie Ihre Muskeln zuerst von Triggerpunkten befreien. Die Muskulatur wird bei jedem Krafttraining wiederholt angespannt. Sind Triggerpunkte vorhanden, dann werden bereits bestehende Schmerzen oft stärker. Zudem führen Triggerpunkte zu unphysiologischen Bewegungsabläufen, was wiederum neue Schmerzen auslösen kann. Sie erhöhen im betroffenen Muskel die Grundspannung. Das wiederum bedingt Muskelverkürzungen und eine Abnahme der Muskelkraft.

Geeignete Kräftigungsmethoden

Um Ihre Muskeln zu kräftigen, können Sie so viele verschiedene Dinge wie Training mit dem eigenen Gewicht (Calisthenics) oder mit leichten Zusatzgewichten (zuhause gerne auch mit Plastik-Wasserflaschen, s. Bild), mit Fitness- und anderen Widerstandsbändern durchführen. Darüber hinaus sind Übungen aus dem Pilates und Yoga gut zur Kräftigung geeignet.

Dehnen

Die Selbstbehandlung von Triggerpunkten kann zwar Schmerzen verringern oder gar beseitigen, aber keine größeren bzw. flächigen Verklebungen im myofaszialen System (Muskel-Bindegewebs-System/Muskelketten) lösen. Dazu ist es nötig, dass Sie neben Kräftigungsübungen auch regelmäßige Dehnübungen ausführen.

Denn nicht nur Kraft-, sondern auch Dehnübungen können positive strukturelle Veränderungen in ganzen Muskelketten bewirken und sich damit positiv auf die Körperhaltung und bestehende Schmerzen auswirken. Und noch wichtiger, Dehnübungen, ganz gleich ob klassisches Stretching oder Yoga, können dem (Wieder-) Auftreten von Triggerpunkten vorbeugen.

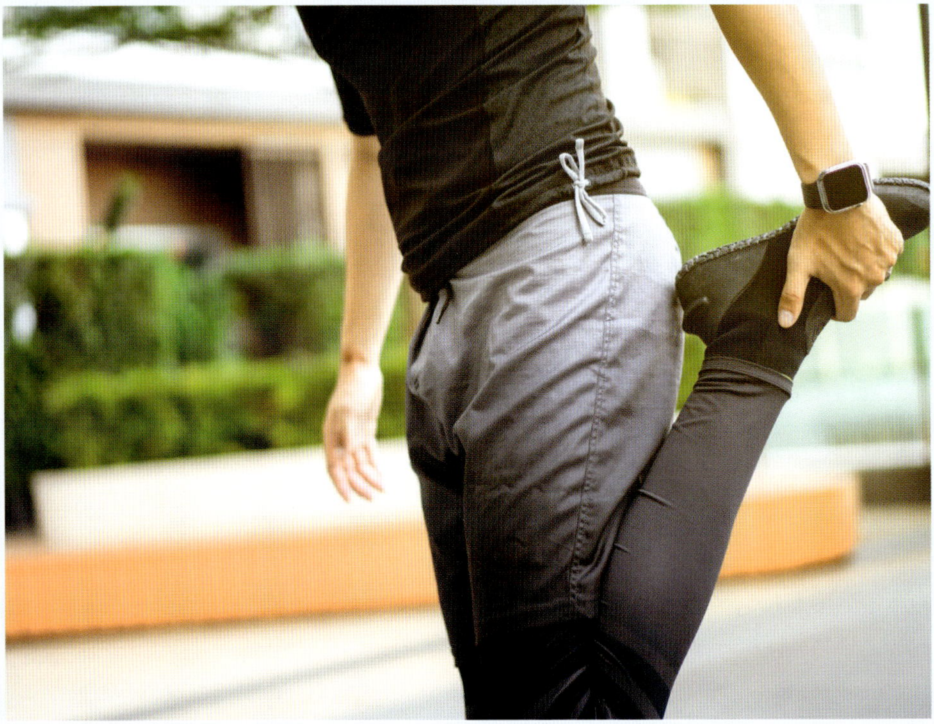

Doch auch mit dem Dehnen sollten Sie warten, bis Sie Triggerpunkte so weit im Griff haben, dass die Schmerzen stark zurückgegangen sind. Erst dann können Sie davon ausgehen, dass die betroffenen Muskeln so weit entkrampft sind, dass es überhaupt erst möglich ist, die Fasern zu dehnen.

Ein sinnvolles Dehnungstraining nach einer Triggerpunktbehandlung beinhaltet, dass es über einen längeren Zeitrum hinweg täglich durchgeführt wird und dass die Dehnung jeweils relativ lange (= einige Atemzüge lang) gehalten wird.

Das Dehnen der oberflächlichen Muskulatur ist relativ einfach und funktioniert nach dem Prinzip der schmerzfrei möglichen maximalen Muskelstreckung. Praktisch funktioniert das so, dass Sie Muskeln und Sehnen langziehen, ohne zu federn bzw. zu wippen. Am leicht(!) schmerzhaften Punkt einige Atemzüge lang verharren und von der Vorstellung her in den gedehnten Muskel »hineinatmen«. Dann gegebenenfalls noch etwas weiter in die Dehnung gehen, dort wiederum den

Zug eine Weile statisch halten. Atmen nicht vergessen. Danach langsam(!) aus der Dehnung herausgehen. Ein Beispiel für die Dehnung der vorderen Oberschenkelmuskulatur zeigt das Bild.

Wenn es um tiefer liegende Muskelschichten geht, die gedehnt werden sollen (und auch müssen), sind etwas komplexere Haltungen nötig, um auch wirklich den richtigen Muskel anzusprechen. Ein Beispiel ist der Piriformis-Muskel. Gut versteckt und verdeckt vom Gluteus maximus, unserem großen, den Po formenden Muskel, zieht sich der Piriformis-Muskel vom Steißbein bis zum Hüftgelenk. Soll dieser gedehnt werden, bieten sich folgende Übungen an:

1) Dehnung des Piriformis-Muskels

So versteckt er auch unter unserem großen Gesäßmuskel liegt, der Piriformis-Muskel ist einer der häufigsten Verursacher von sehr unangenehmen und hartnäckigen Triggerpunktschmerzen.

Ausgangsstellung: Auf einer Matte auf dem Rücken liegend, das rechte Bein ist ausgestreckt. Das linke Bein wird an- und hochgezogen, bis zwischen Rumpf und Oberschenkel ein 90°-Winkel besteht und ebenfalls ein 90°-Winkel zwischen Ober- und Unterschenkel.

Übung: Ziehen Sie, den Kniewinkel beibehaltend, das linke Bein angewinkelt zum Oberkörper heran – das Knie soll in Richtung rechte Schulter streben. Greifen Sie dazu mit der rechten Hand das linke Knie und ziehen Sie es in Richtung der rechten Schulter. Nur so weit, dass die linke Gesäßhälfte sowie die Schultern auf der Matte bleiben können. Um den unteren Rücken zu entlasten, können Sie Ihr rechtes Bein auch aufstellen.

Die entstandene Dehnung ca. 1 Minute halten und dabei ruhig aber tief ein- und ausatmen. Danach die Übung gegengleich ausführen (auch wenn sich der akute Triggerpunktschmerz nur auf einer Seite befindet). 2–3 Wiederholungen.

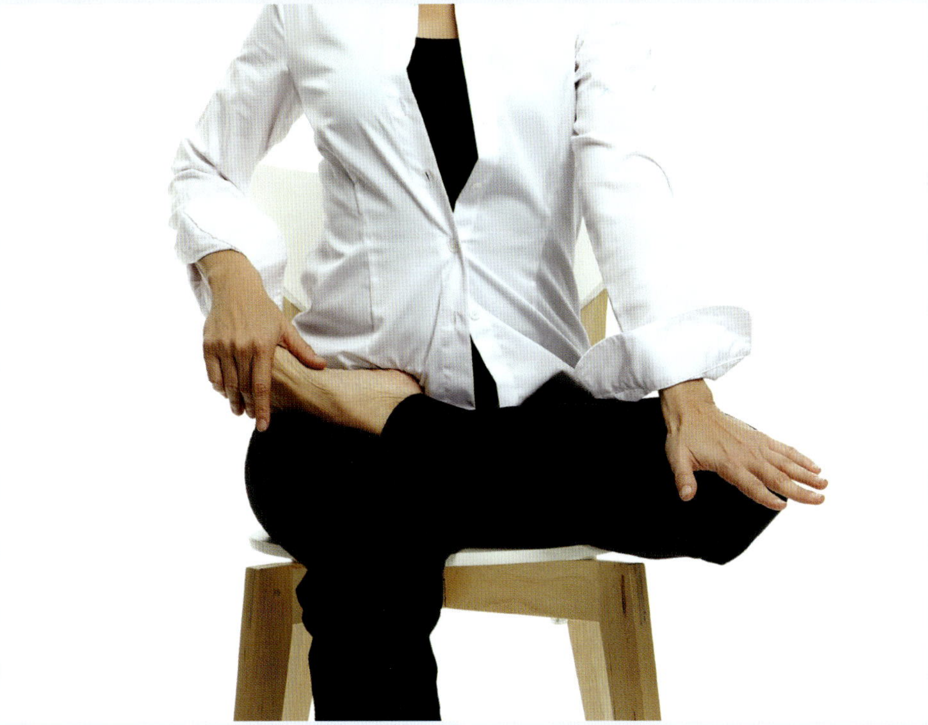

2) Dehnung des großen Gesäßmuskels und des Piriformis-Muskels – auf dem Stuhl

Ausgangsstellung: Aufrechter Sitz auf einem Stuhl, im 90-90-Grad-Winkel: Unterschenkel und Oberschenkel sind 90° abgewinkelt, Oberschenkel und Rumpf befinden sich ebenfalls im 90°-Winkel. Der Knöchel des linken Beins wird auf das Knie des rechten Beins gelegt. Das linke Knie so weit absenken wie es schmerzfrei geht. Dazu die Bein- und Hüftmuskeln nach und nach während einiger tiefer Atemzüge entspannen. Das aufgelegte Bein soll mit seinem Eigengewicht sanft nach unten ziehen.

Übung: Den aufrechten(!) und geraden Oberkörper langsam nach vorne bewegen bis zum Schmerzpunkt. Das Brustbein führt die Bewegung, nicht die Schultern oder der Kopf. Die entstandene Dehnung 1–2 Minuten halten und dabei tief ein- und ausatmen. Langsam aus der Stellung herauskommen und die Übung gegengleich durchführen.

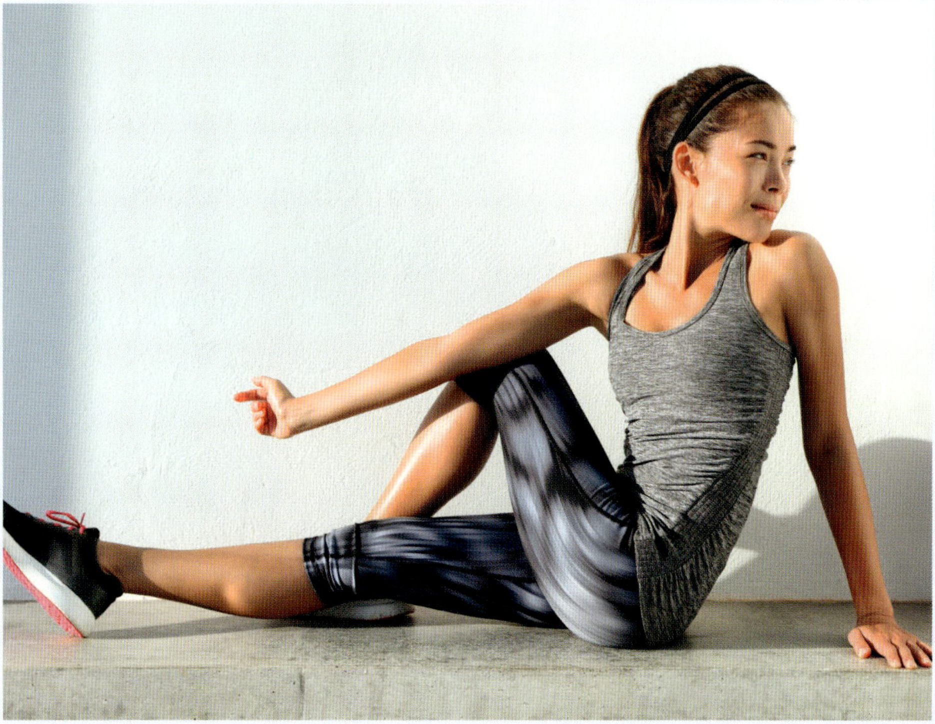

3) Dehnung des großen Gesäßmuskels und des Piriformis-Muskels – auf der Matte
Ausgangsstellung: Aufrechter Sitz auf einer Matte, die Beine sind ausgestreckt, die Hände stützen den Oberkörper, indem sie hinter dem Gesäß aufgestützt sind. Das linke Bein anwinkeln und über das rechte stellen, sodass der linke Fuß in etwa neben dem rechten Knie steht.

Übung: Den rechten Arm gestreckt vor das linke Knie bringen, Kontrolle des Rückens: Bauchnabel leicht einziehen, das Brustbein nach oben heben, Schultern nach hinten unten ziehen, der Kopf ist aufrecht, aber nicht nach hinten geneigt. Nun den Oberkörper bei gleichzeitigem Druck des rechen Arms gegen das linke Knie langsam nach links drehen, der Kopf führt die Bewegung an.

Die entstandene maximale Dehnung 1–2 Minuten halten und dabei tief ein- und ausatmen. Während dieser Zeit, sofern das ohne Verspannung geht, die Drehung intensivieren. Dann langsam aus der Stellung herauskommen und die Übung gegengleich durchführen (s. Bild).

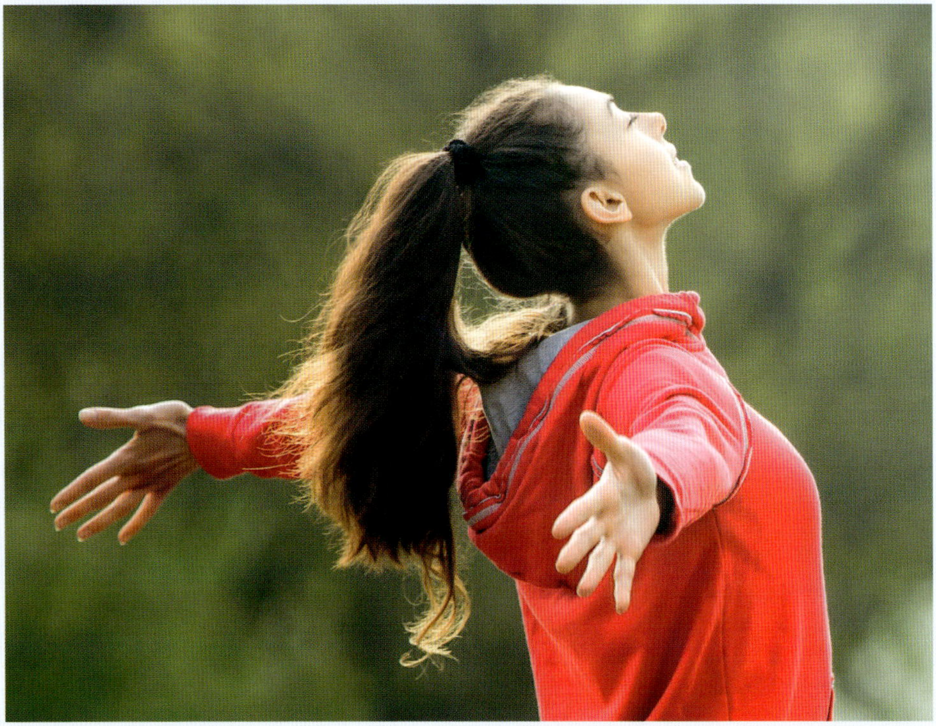

4) Dehnung der vorderen Schulter- und Brustmuskulatur

Hiermit können Sie Rundrückenprobleme, u. a. den sogenannten »Bürobuckel« effektiv mitbehandeln.

Häufigste Ursache ist die Verkürzung der vorderen Muskulatur (Schulter, Brust) und die Bildung von Triggerpunkten. Gehen Sie hier wie folgt vor:

→ 1. Triggerpunktbehandlung der vorderen Brustmuskulatur
→ 2. Dehnung dieser behandelten Muskulatur (erst nach Abklingen der Schmerzen) morgens 3–5 Minuten und dann im Verlauf eines sitzenden Alltags etwa alle zwei Stunden (s. Bild).

Dehnen Sie jeweils bis an den Punkt, an dem es unangenehm wird, halten Sie die Dehnung einige Atemzüge lang. Verstärken Sie danach die Dehnung– sofern es noch einigermaßen angenehm ist. Arbeiten Sie jedoch auf keine Fall stark in den Schmerz hinein.

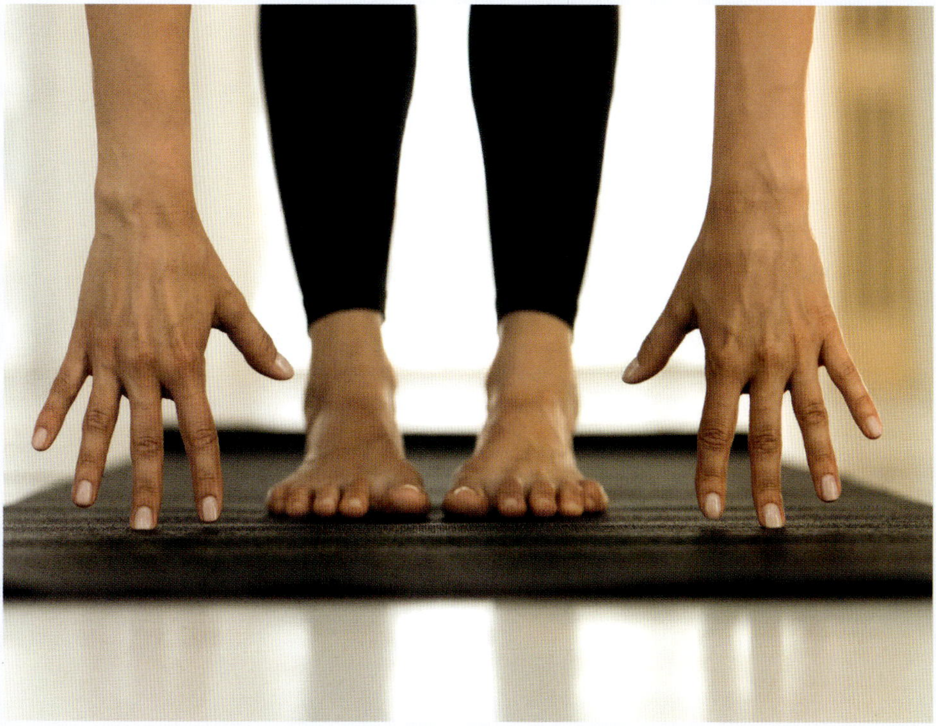

Info: Langfristig bewirkt eine regelmäßiger Dehnung, dass die Gelenke optimal beweglich bleiben. Dies ist in Kombination mit einer gekräftigten Muskulatur die optimale Voraussetzung, um zu verhindern, dass wieder (neue) Triggerpunkte entstehen.

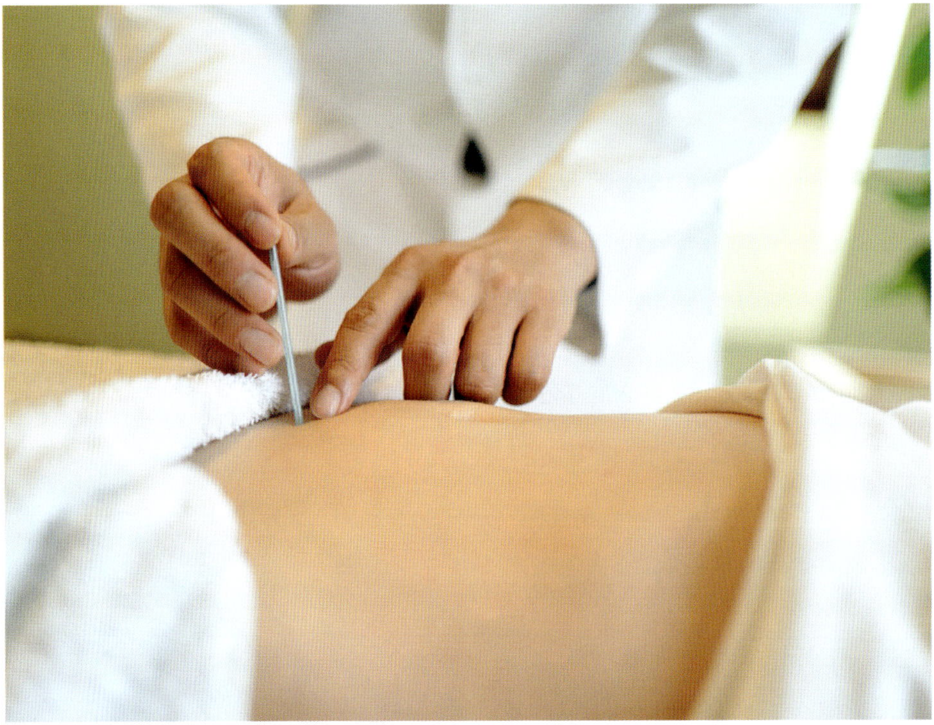

Weitergehende Behandlungsansätze

Auf die Behandlung von Triggerpunkten spezialisierte Praxen bieten inzwischen vielfältige Methoden an, um Ihre Schmerzen wirksam und nachhaltig zu lindern. Nutzen Sie diese gerne ergänzend zu Ihrer regelmäßigen Selbsttherapie. Die bekanntesten davon werden im Folgenden vorgestellt.

Unterstützende professionelle Möglichkeiten der Triggerpunktbehandlung

Ihre Triggerpunkt-Selbstbehandlung lässt sich perfekt mit anderen, professionellen Therapieformen vereinbaren. Zu begleitenden therapeutischen Möglichkeiten, um Triggerpunkte zu behandeln, gehören ganz allgemein Methoden aus der klassische Physiotherapie, die Osteopathie sowie die Akupressur.

Dry Needling, Neuraltherapie und die Stoßwellentherapie sind ganz speziell auf Triggerpunkte abgestimmte Behandlungsmethoden. Mit diesen kann punktgenau auf die verspannten Stellen der Muskulatur eingewirkt werden.

Dry Needling
So wird das gezielte Setzen von Akupunkturnadeln direkt in die Triggerpunkte hinein genannt. Die Behandlung kann mehr oder weniger schmerzhaft sein und löst, sofern die Triggerpunkte genau getroffen werden, spontane Zuckungen aus. Doch trotz dieser möglichen unangenehmen Reaktionen ist Dry Needling ausgesprochen wirksam, häufig bereits nach nur einer Behandlung.

Neuraltherapie
Hierbei werden vom Arzt oder der Therapeutin lokale Betäubungsmittel ganz präzise in die jeweilige Triggerpunktregion gespritzt. Das Ziel ist, diese Bereiche medikamentös schmerzfrei zu bekommen, um damit Schonhaltungen aufzulösen, den Muskelstoffwechsel wieder in Schwung zu bringen und wieder eine normale Muskelaktivität in Gang zu bringen.

Stoßwellentherapie
Mittels eines auf den Triggerpunkt aufgesetzten Übertragungsgeräts werden hochenergetische Schallwellen mechanisch in das Gewebe übertragen, die zu einer besseren Durchblutung im Bereich des Triggerpunkts führen. Dies trägt dazu bei, dass sich die Verkrampfung der Muskelfasern bereits nach nur wenigen Anwendungen löst.

Alle drei hier kurz beschriebenen Behandlungsmethoden werden zum jetzigen Zeitpunkt von den gesetzlichen Krankenkassen nicht (bei der Stoßwellentherapie nur für Fersenschmerz/Fersensporn) übernommen. Ihre eigene regelmäßige Selbstbehandlung beschleunigt selbstverständlich in jedem Fall den Heilungsvorgang.

Was Sie selbst noch tun können

Hilfreich dabei, Triggerschmerzen dauerhaft zu lindern, kann auch das Korrigieren von Fehlhaltungen sein. Weitere begleitende und vor neuerlichen Triggerpunkten schützende Maßnahmen sind Entlastungsphasen, regelmäßige Bewegung, gesunde Ernährung und Stressreduktion. Auf all diese Faktoren wird im folgenden Kapitel eingegangen.

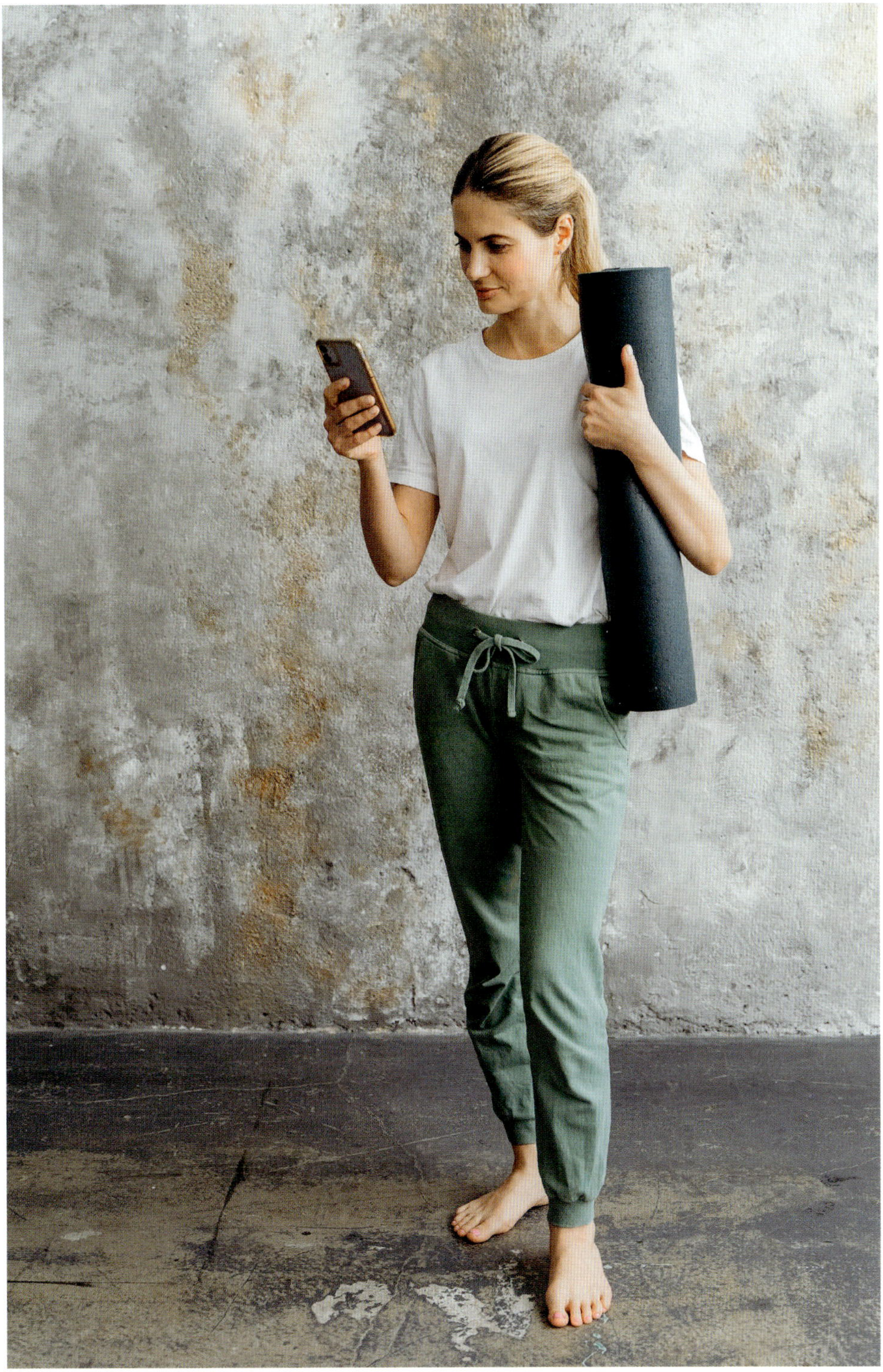

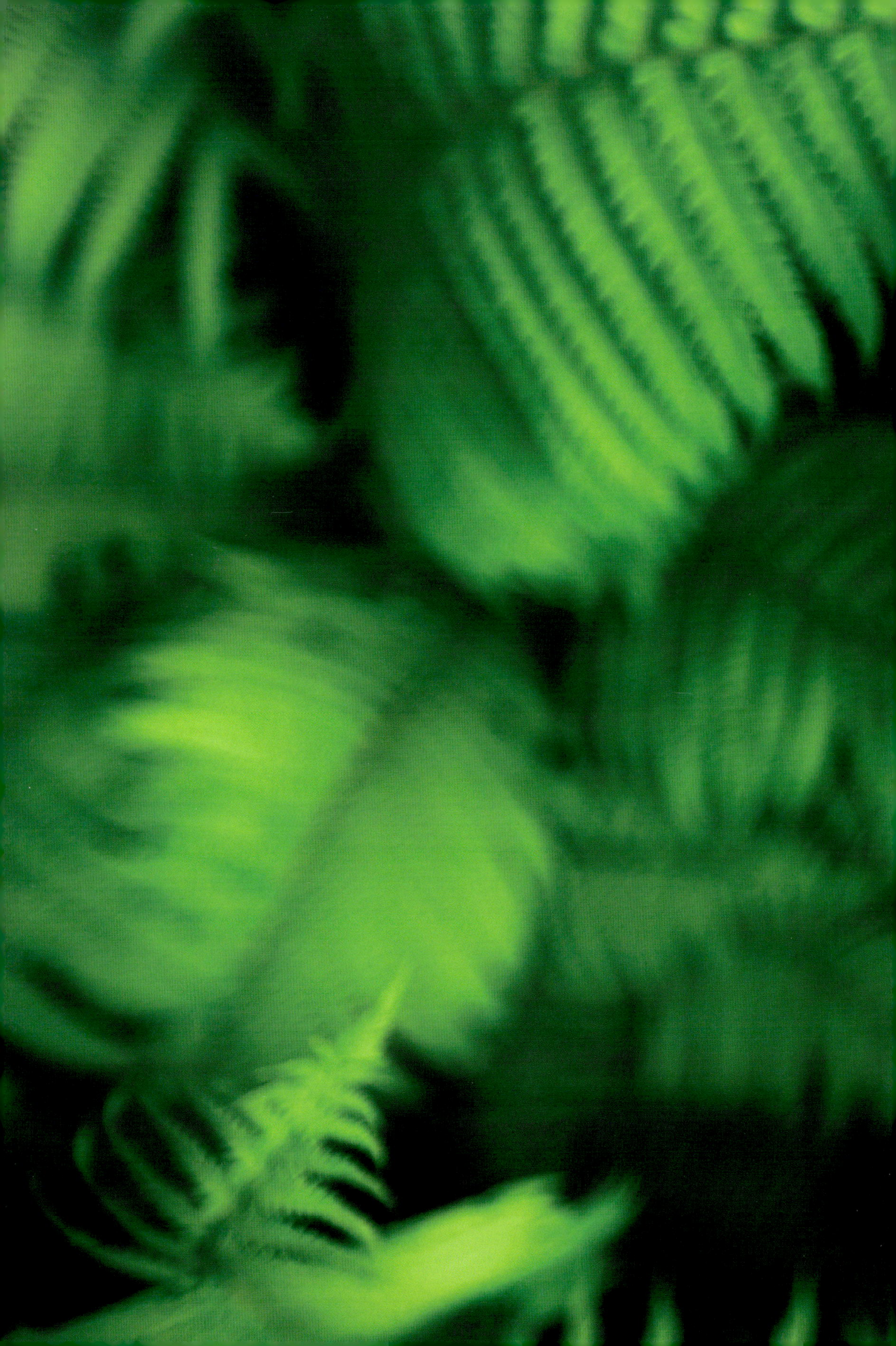

Vorbeugung vor (weiteren) Triggerpunkten

Kleine Lebensstilmaßnahmen mit großer Wirkung

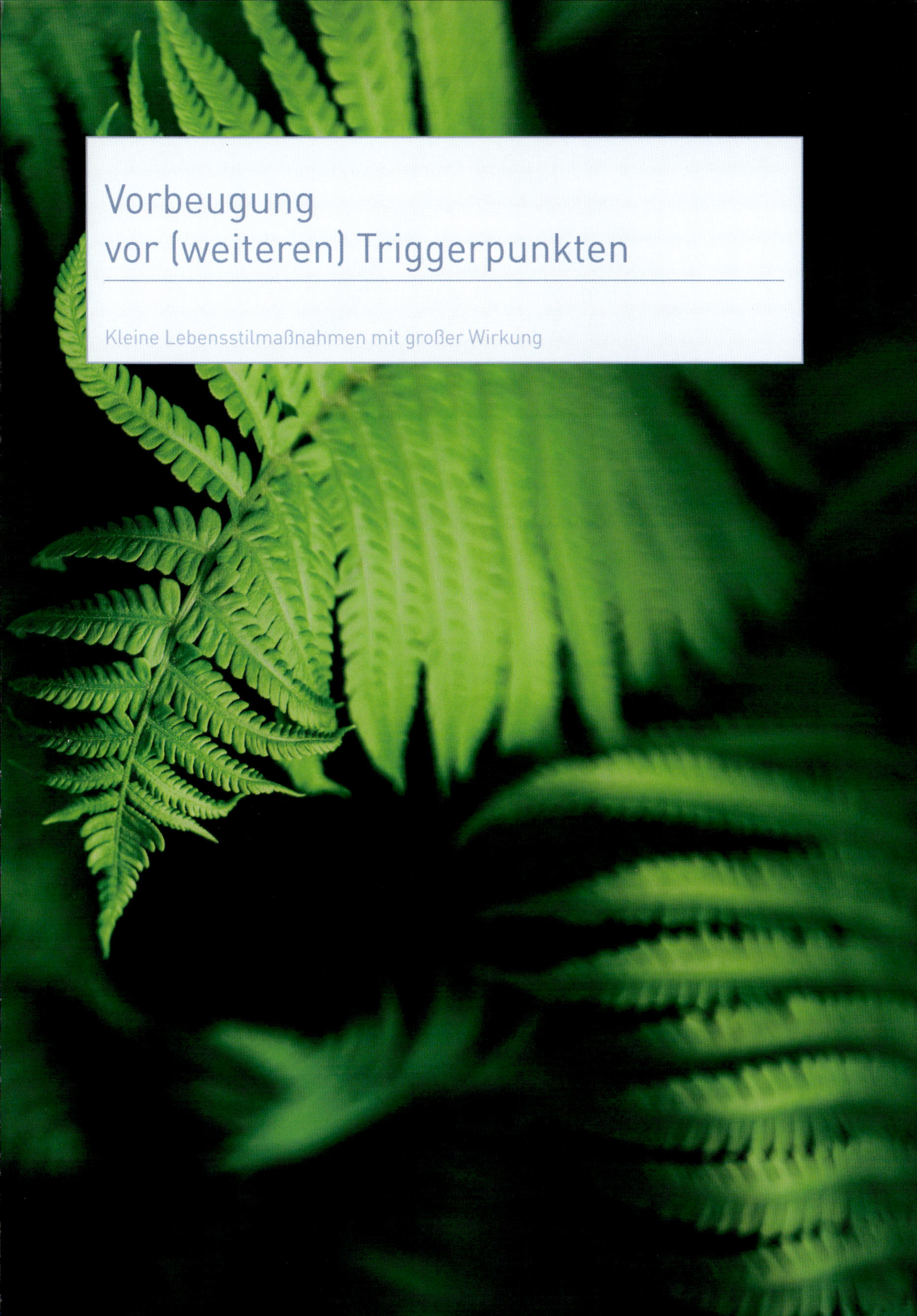

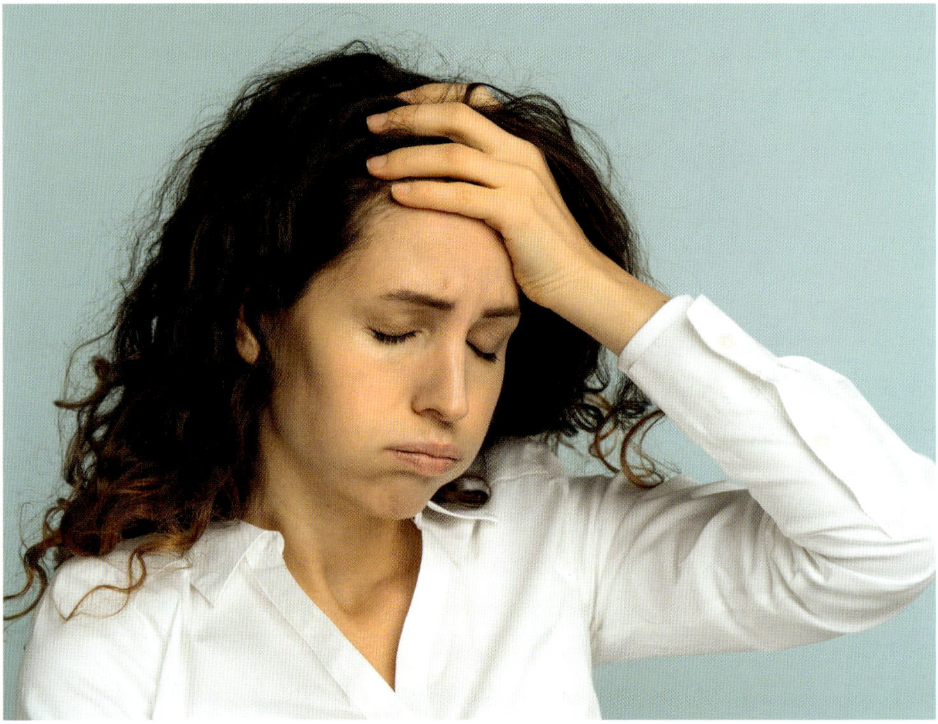

Die richtige Menge an gutem Stress

Stress macht uns krank, psychisch und physisch. Stress führt zu Verspannungen, Schmerzen und dadurch bedingt zu großen Einschränkungen in der Lebensqualität. Das ist das, was wir jeden Tag von überall her hören und auch selbst an uns spüren.

Die gute Nachricht: Wir müssen nur dann in dieser Weise leiden, wenn es sich um negativen Stress handelt.

In unserem landläufigen Verständnis ist »Stress« ausschließlich negativ besetzt. Im Sinne von »Zuviel«, »Überbelastung« – mit entsprechenden schädigenden Folgen. Das können z. B. Schlafstörungen oder schmerzende Gelenke sein, das können aber auch Depressionen und Dauermüdigkeit oder übermäßige Aggressionen sein, das können Entgleisungen des Stoffwechsels sein, Autoimmunerkrankungen – und nicht zuletzt die Ausbildung von Triggerpunkten mit den damit verbundenen Schmerzen, Bewegungseinschränkungen und Einschränkungen der Lebensqualität.

Das Wort »Stress« kommt aus dem Lateinischen, wo es seinem Wortstamm nach so viel wie »anziehen« oder »anspannen« bedeutet, was grundsätzlich wertfreie Wörter sind.

Es gibt dementsprechend auch zig Arten von gutem Stress, also guter Anspannung, die unbedingt nötig sind, damit Körper und Psyche gesund bleiben. Denken wir nur mal an die Muskeln, die angespannt werden müssen, damit sie ihre Kraft behalten oder gar steigern. Denken wir an unser Gehirn, das ohne tägliche Denkaufgaben nach und nach verkümmern würde.

Rasten bedeutet Rosten

Nur durch eine wiederkehrende, ausreichende Benutzung bzw. gar Belastung des »System Körper« können Selbsterneuerung und Reparaturen von Körperzellen sowie Regeneration oder sogar Weiterentwicklung von funktionalen Einheiten erfolgen. Zur Illustration dieses seit Jahrtausenden nicht nur im medizinischen Bereich anerkannten Leitsatzes hier ein Beispiel aus der unbelebten Welt:

→ Ein Haus, das nicht bewohnt wird, wird trotz der Nicht-Nutzung nach und nach verkommen und irgendwann zu einer Ruine werden, die nicht mehr saniert, sondern nur noch abgerissen werden kann. Die Witterung – Hitze, Kälte, Feuchtigkeit, Sturm – wird Schritt für Schritt dazu führen, dass Materialien kaputtgehen. Insekten, Pflanzen, Pilze, Rost werden die Baumaterialien nach und nach für sich einnehmen, die Substanz angreifen und nach und nach zerstören. Wird ein Haus jedoch bewohnt, kommt es zwar drinnen wie draußen zu einer ständigen Abnutzung durch die Bewohner. Doch wenn diese sich regelmäßig um das Gebäude kümmern, es heizen, hier und dort reparieren, abschleifen, neu streichen, putzen usw., dann wird das Haus mehrere Hundert Jahre alt werden können. Es muss also regelmäßig Energie aufgewendet werden, damit das »System Haus« weiter intakt bleibt.

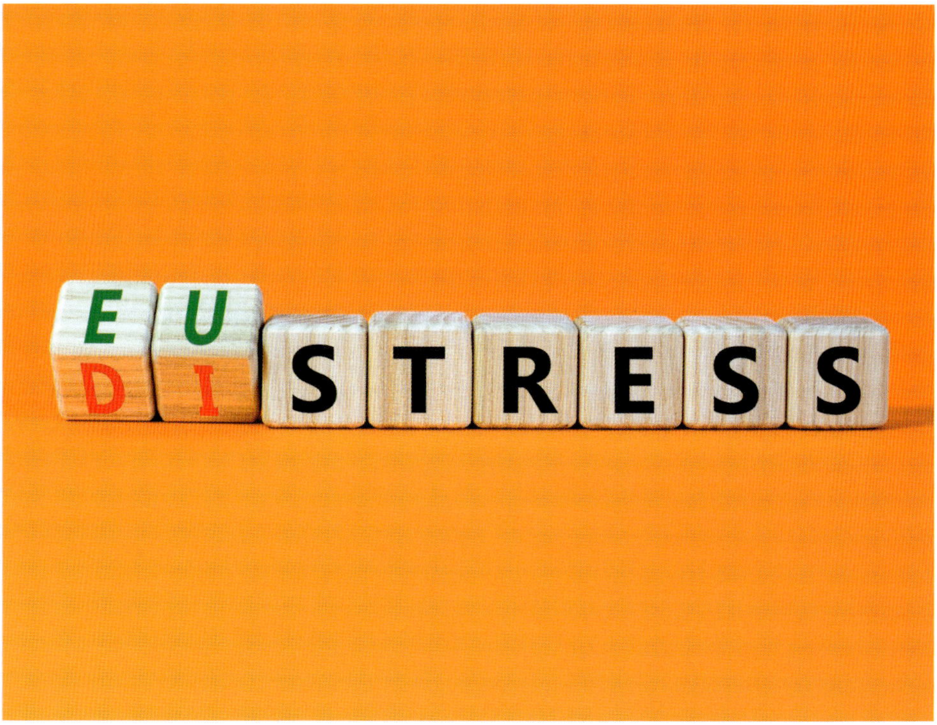

Genau das Gleiche gilt für unseren Körper. Mit einem kleinen, aber sehr praktischen Unterschied: Unser Körper verfügt über ausgesprochen wirksame Selbstreparaturmechanismen. Und das bedeutet, wir müssen ihm nur die dazu nötigen Ressourcen – Bewegung, Entspannung, ausreichend gute Nährstoffe – zur Verfügung stellen, dann ist für unseren Körper die eigene Instandhaltung und Reparatur ein Selbstläufer.

Wie genau Sie sich ganz einfach selbst dabei helfen können, gesund und frei von (neuen) Triggerpunkten zu bleiben, lesen Sie weiter unten im Abschnitt »In gutem Wechsel: Anspannung und Entspannung« (ab S. 97).

Hier soll es jetzt erst einmal noch um die Unterscheidung von hilfreichem und schädlichem Stress gehen.

Distress und Eustress – die Dosis macht's

Der Unterschied zwischen krankmachendem Stress und gesund erhaltendem Stress, der immer anregend, trainierend, Erneuerungsprozesse anstoßend wirkt, liegt weniger in der Intensität als vielmehr im optimalen Verhältnis von Belastung und Erholung.

Als Distress – mit der negativen lateinischen Vorsilbe »di(s)« – bezeichnet man körperliche oder psychische Belastungen, die jenseits des durch Erholung auszugleichenden Maßes liegen. Anders ausgedrückt: Menschen, die zu häufig und über zu lange Zeit hinweg unter zu viel Stress stehen, können sich nicht mehr ausreichend erholen und werden nachweislich eher krank.

Als Eustress – mit der griechischen Vorsilbe »eu« für »gut« vor dem eigentlichen Wort »Stress« – bezeichnet man wohltuenden, fördernden Stress. Hierbei kann eine vorherige Belastung, sei es eine körperliche, sei es eine psychische, durch anschließende Ruhe-, Ausgleichs- und Entspannungszeiten komplett ausgeglichen werden. Das führt langfristig dazu, dass Körper und Psyche durch die Anforderungen mehr und mehr gestärkt werden und alle Funktionen optimal erhalten bleiben.

! **Wichtig:** Unsere Gesundheit zu erhalten und zu stärken funktioniert nur, wenn wir die körpereigenen Strukturen und Regulationssysteme regelmäßig und ausreichend trainieren.

Triggerpunkte vermeiden: Eigenverantwortung und ausreichende Eigenkompetenz in verschiedenen Bereichen

→ Lang andauernde und intensive, im schlimmsten Fall auch noch einseitige Belastung macht uns nicht nur körperlich müde und psychisch mürbe, sondern ist ein nahezu auswegloser Gang in Richtung Triggerpunkte. Um das zu vermeiden, seien Sie achtsam im Umgang mit negativem Stress (Distress), kümmern Sie sich frühzeitig darum, negative Belastungen – sei es körperlicher oder auch psychischer Form – wahrzunehmen, zu identifizieren und ihnen aktiv zu begegnen (mehr dazu im folgenden Abschnitt).

→ Auch wenn Sie einen körperlich fordernden Beruf haben, kann es sein, dass dieser sehr einseitig und zudem noch unter unguten Stressbedingungen abläuft (Zeitdruck, Probleme mit Kollegen/Vorgesetzten, Unterbezahlung usw.). Denken Sie für einen möglichen Ausgleich nicht nur an bewegungslose Erholung, sondern auch daran, dass Ihr Körper auch eine angemessene, verschiedenartige Bewegung als Gegenpol benötigt – keine sportlichen Höchstleistungen, sondern nur gelegentlich, aber regelmäßig Aktivitäten, die das Herz-Lungen-System fordern und damit Selbstheilungskräfte freisetzen (mehr zu diesem Thema auf S. 99).

→ Übernehmen Sie größtmögliche Verantwortung für Ihre Ernährung. Überlassen Sie dieses Thema weder dem Wurstbüdchen, dem Burgerbrater noch dem asiatischen oder italienischen Lieferservice, auch nicht nur der Kantine Ihres Betriebs oder der nahegelegenen Bäckerei. Möglichkeiten, über selbst zubereitete Speisen die Entstehung von (neuen) Triggerpunkten zu vermeiden, gibt es zahlreiche. Lesen Sie dazu weiter ab S. 99 Anti-Triggerpunkt-Ernährung.

In gutem Wechsel: Anspannung und Entspannung

Die vorherigen Ausführungen zeigen, dass Erneuerungsprozesse im menschlichen Körper nur dann ablaufen können, wenn das gesamte System regelmäßig ausreichend und nicht zu knapp belastet wird.

! **Wichtig:** Nur das Leben in einer »reizenden« Umwelt trainiert unsere körperlichen und geistigen Widerstandkräfte in ausreichendem Maß.

Wichtig dabei ist, dass die Stress-Akzente nicht zu lange bzw. in nicht zu hoher Intensität gesetzt werden und auf die jeweilige Belastung eine angemessene Phase der Regeneration folgt. Das betrifft sowohl körperliche Belastungen als auch psychische und nicht zuletzt auch Belastungen durch Ernährung und Umwelt.

Im Folgenden soll kurz auf körperliche Aspekte von negativem Stress eingegangen werden. Zur effektiven Entlastung des Körpers mithilfe einer angemessenen Ernährung finden Sie hilfreiche Informationen und Praxistipps ab S. 99.

Triggerpunktvermeidung im Alltag

Monotone Bewegungen wie sie oft im Berufsalltag von Arbeitern und Arbeiterinnen vorkommen, bzw. stundenlange »Stillhaltephasen«, etwa am Schreibtisch, sind Gift für unseren Bewegungsapparat.

Sehr wahrscheinliche Folgen dieser Art von Un-Bewegung sind (neue) Triggerpunkte. Die einfach dadurch entstehen, dass Sie die entsprechenden Muskeln zu wenig bewegen. Vielleicht spannen Sie sie ja nur ständig an. Kein Wunder, wenn sich Dauerverkrampfungen und hartnäckige schmerzhafte Verhärtungen in Form von Triggerpunkten bilden, die erstens ausstrahlen können und später nur noch mit viel Mühe wieder aufzulösen sind.

Achten Sie daher darauf, dass Sie sich den Tag über möglichst verschiedenartig bewegen. Nutzen Sie Arbeitspausen, um sich zu recken und zu strecken, um einen Gang an der frischen Luft zu unternehmen. Bewegen Sie sich in Ihrer Freizeit mit dem Hund, mit Kindern und Enkelkindern, mit Ihrem Partner/Ihrer Partnerin vielfältig. Und haben Sie keine Angst davor, dabei auch das eine oder andere Mal aus der Puste zu geraten. Wenn Sie auf diese Weise Ihr Herz-Lungen-System jeden Tag das eine oder andere Mal fordern, haben Sie schon viel dafür getan, Selbstheilungskräfte freizusetzen und die ersten Anzeichen von Triggerpunkten damit bereits im Ansatz zu bekämpfen.

Triggerpunktvermeidung in Hobby und Sport

Sie fahren gerne Fahrrad, joggen, schwimmen, reiten oder betreiben Fitnesssport. Das sind ideale Sportarten, um Ihr Herz-Kreislauf-System optimal in Schwung zu halten, Ihren Körper durch Bewegung zu pflegen und Triggerpunkte zu vermeiden. Mit solchen (und ähnlichen) sportlichen Aktivitäten belasten Sie Ihr Herz-Kreislauf-System regelmäßig und sorgen für eine ausreichende Bewegung vieler Muskelgruppen – die Ihnen das danken werden, indem sie kräftig und stützend bleiben. Denken Sie lediglich daran, nach der Belastung die beanspruchten Muskeln sanft zu dehnen und entspannende Wärmeanwendungen vorzunehmen – sei es ein warmes Bad, sei es eine sanfte Massage mit warmem Öl oder was auch immer Ihnen nach dem Sport guttut.

Es gibt aber auch jede Menge an Hobbys, die befriedigend und kreativ sind und dennoch die Gefahr einer Triggerpunktbildung bergen: Gartenarbeit beispielsweise, die durchaus schwer und einseitig sein kann. Denken Sie auch an Handarbeiten und Basteln in der Werkstatt oder am heimischen Küchentisch. Hier werden Sie oftmals viele Stunden am Stück verbringen, ohne dass Sie sich ganzkörperlich bewegt haben. Ist Ihr Bastelstück vollendet, dürfen Sie sich zu Recht freuen und stolz sein, vergessen Sie jedoch nicht, Ihrem Körper danach etwas Entlastung zu schenken, indem Sie sich gründlich lockern, etwas bewegen und auch Ihren Augen Entspannung bieten, bevor Sie es sich auf der Couch bequem machen oder zum nächsten fordernden Tagespunkt übergehen. Alle Muskeln wollen verschiedenartig bewegt werden. Nur so vermeiden wir dauerhafte Verhärtungen, die sich als Triggerpunkte schmerzhaft bemerkbar machen werden.

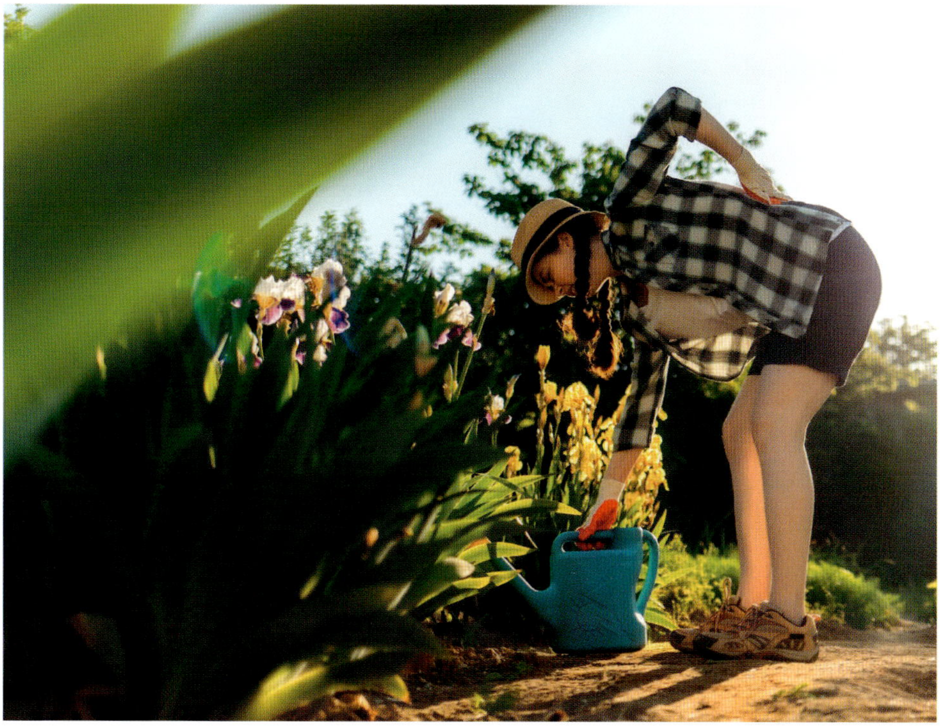

Anti-Triggerpunkt-Ernährung

Um eine optimale Funktion aller unserer Stoffwechselprozesse zu gewährleisten, sind wir auf die regelmäßige Zufuhr von Nahrung angewiesen, die zu den Bedürfnissen unseres Körpers passt. Denn Triggerpunkte im Körper entstehen auch durch eine Art von Unterernährung des (Muskel-)Gewebes. Und dabei geht es nicht um eine Unterversorgung mit Kalorien, sondern um eine Mangelversorgung mit Stoffen, auf die unsere Zellen, unser menschlicher Stoffwechsel insgesamt, nicht verzichten kann.

Es gibt aber viel subtilere Formen der Fehlernährung. Dabei geht es darum, dass wichtige (Mikro-)Nährstoffe fehlen, die das Gewebe entgiftungsfähig und die Zellen fähig zur Teilung sowie zur Selbstreparation halten.

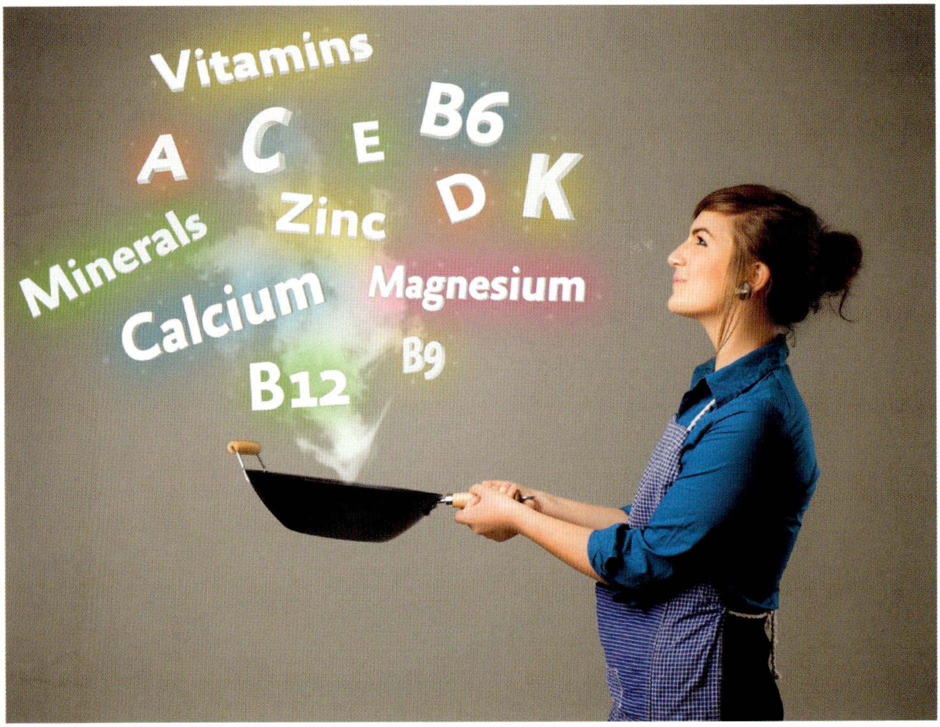

Mikronährstoffe als Gegen-Triggerer

Wenn die kleinsten Strukturen in unseren Muskeln ordnungsgemäß funktionieren sollen, sind sie nicht nur auf eine Versorgung mit Energie, sondern auch auf eine Menge an Botenstoffen angewiesen, die verschiedene Aktionen und Vorgänge im Muskel koordinieren. Fehlen einzelne Botenstoffe oder sind diese in nicht angemessenen Mengen vorhanden, kommt es zu Fehlfunktionen im Muskel, letztendlich auch zur Bildung von Verhärtungen und Triggerpunkten.

Für die Herstellung von Botenstoffen in unserem Körper benötigen wir eine ganze Anzahl von wichtigen Mikronährstoffen wie Vitamine, Mineralstoffe und Spurenelemente sowie sekundäre Pflanzenstoffe. All diese Stoffe müssen wir über die Nahrung zu uns nehmen.

Schauen wir uns einmal einige wichtige Mikronährstoffe, deren Bedeutung im Muskelstoffwechsel und deren Vorkommen in Lebensmitteln an:

Mineralstoffe, Spurenelemente und Vitamine mit Bedeutung im Muskelstoffwechsel – eine Auswahl

Mikronährstoff	was kann beitragen zur Bildung von Triggerpunkten	Grund	worin enthalten (Beispiele)
Magnesium	Unterversorgung	Reizweiterleitung zum/im Muskel ↓, Muskelentspannung ↓	Nüsse, Bananen, Sonnenblumenkerne, Vollkorngetreide
Kalium	Unterversorgung	Reizweiterleitung zum/im Muskel ↓	frische Früchte, grünes Gemüse, Hülsenfrüchte
Eisen	Unterversorgung	Sauerstoffversorgung des Muskels ↓	Hülsenfrüchte, Vollkorngetreide, grünes Blattgemüse, rotes Bio-Fleisch/Wildfleisch, Nüsse und Samen
Vitamin B1	Unterversorgung	Reizweiterleitung zum/im Muskel ↓	Vollkorngetreide, Hülsenfrüchte, Bio-Kartoffeln
Vitamin B12	Unterversorgung	Sauerstoffversorgung des Muskels ↓, Reizweiterleitung zum Muskel ↓, Energiegewinnung im Muskel	Bio-Fleisch und Fisch, Fettfische, Meeresfrüchte, Milchprodukte, Ei, milchsauer eingelegtes Gemüse

Basische Lebensmittel als Gegen-Triggerer

Doch bei einer Ernährungsweise, die dazu beitragen kann, Triggerpunkten im Muskel- und Bindegewebe vorzubeugen, geht es nicht nur um einzelne Nährstoffe. Letztendlich ist die Gesamtheit der Nahrungsmittel wichtig, die wir zu uns nehmen. Dabei hat sich – inzwischen auch vielfach in wissenschaftlichen Untersuchen nachgewiesen – eine Ernährungsform herauskristallisiert, die unserer Gesundheit sehr zuträglich ist und auch unseren Körper weitgehend und lange gesund erhalten kann: eine überwiegend basische Ernährung, in vielerlei Hinsicht vergleichbar mit mediterraner Ernährung.

Was bedeutet eigentlich »basische Ernährung«?

Die Nahrung, die wir zu uns nehmen, wirkt in unserem Körper ganz unterschiedlich stark säurebildend, erfordert unterschiedliche Mengen an neutralisierenden Substanzen. Konkret: Je mehr Fleisch und tierische Lebensmittel und je mehr Fast Food wir essen, je mehr Alkohol wir trinken, je mehr Weißmehlprodukte und Süßes wir essen – um nur einige der wichtigsten säurebildenden Lebensmittel zu nennen –, umso mehr sind unsere Entgiftungssysteme gefordert, den entstehenden Säureüberschuss wieder abzubauen. Das belastet unseren Körper stark und lässt ihn u. a. an Magnesium und Kalium verarmen. Diese werden für die Neutralisation von Säuren im Körper benötigt und in diesem Zuge ausgeschwemmt.

! **Wichtig:** Je weniger Säurebildner wir essen, die neutralisiert bzw. entgiftet werden müssen, umso einfacher und ungehinderter können die unzähligen lebenswichtigen Vorgänge in all unseren Organen ablaufen.

Ein ausgeglichener Säure-Basen-Haushalt im Körper ist also enorm wichtig für unsere Gesundheit und sorgt dafür, dass wir uns rundum vital und energiegeladen fühlen. Gerät das Verhältnis zwischen Säuren und Basen in den verschiedenen Körpergeweben langfristig aus dem Gleichgewicht, kann uns das krank werden lassen: Ein Zuviel an Säuren kann nicht nur zu Kopfschmerzen und Unwohlsein führen, hervorgerufen durch Schwäche und Funktionseinschränkung verschiedener Organe, auch eine allgemeine Müdigkeit, die Schwächung des Bindegewebes sowie (Muskel-)Schwäche, die Bildung von Triggerpunkten eingeschlossen, gehören zu

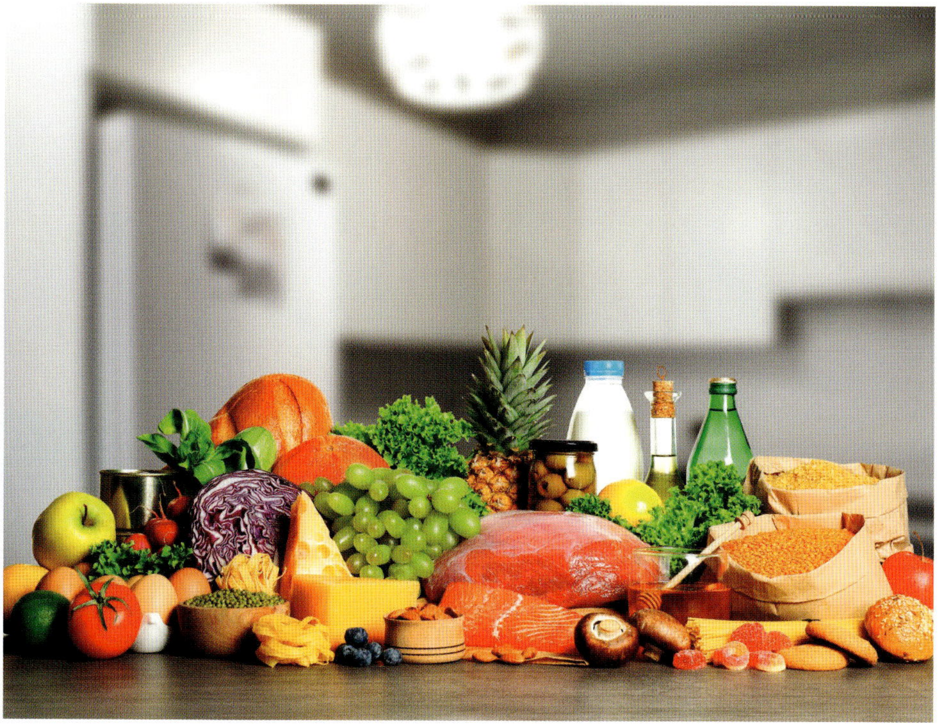

möglichen – und absehbaren – Folgen. Doch welche Lebensmittel sind es konkret, die unseren Stoffwechsel so gravierend aus dem Gleichgewicht bringen können, dass wir es am Ende eventuell sogar mit (neuen) stark belastenden Triggerpunkten zu tun haben? Dazu mehr im folgenden Abschnitt.

Basische Ernährung in der Praxis

Wir Menschen sind evolutionsbedingt Allesesser. Das bedeutet, dass wir in unserer täglichen Nahrung pflanzliche und tierische Nahrung und damit natürlicherweise Basen- und Säurebildner enthalten haben. Eine gesundheitsfördernde und Triggerpunkte verhindernde Ernährung sollte zu etwa 70 bis 80 Prozent aus basischen Lebensmitteln bestehen. Wie aber kann man das konkret in unser tägliches Essen übersetzen?

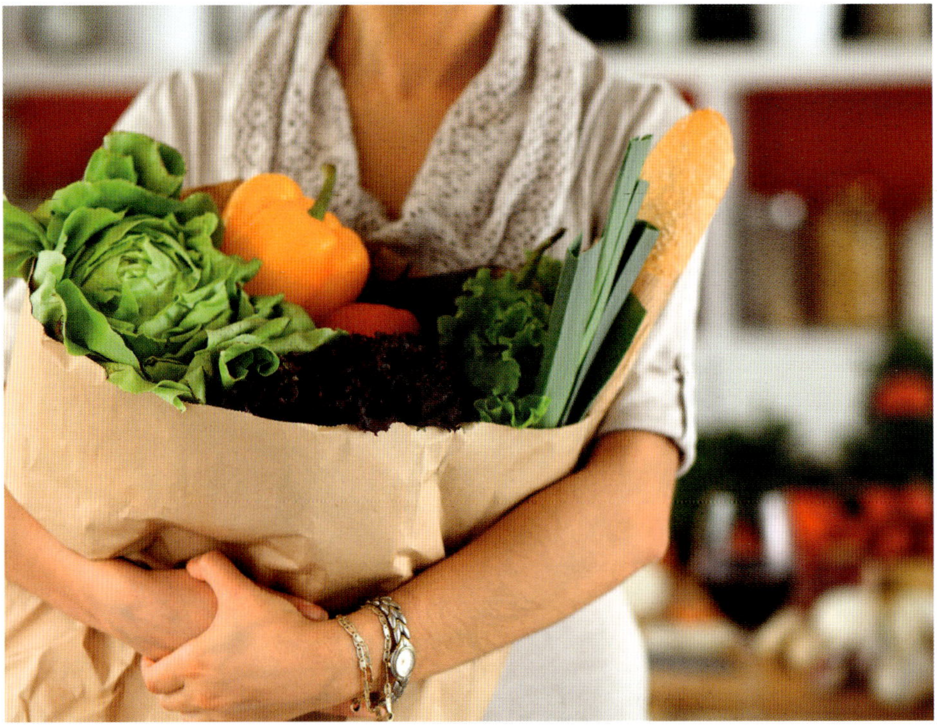

Säure- und Basenbildner in unserer Nahrung

Ungesunde, starke Säurebildner

Viel Industriezucker und industriell hergestellter Zuckerersatz, konventionell produziertes Fleisch, Geflügel und Eier, konventionell produzierte Fische/Meeresfrüchte (sowie alle aus diesen Lebensmitteln hergestellten Produkte), fettarme Milchprodukte, Produkte aus Weißmehl, Fertigprodukte und Fast Food, (wein-)essigsauer Eingelegtes, Alkohol- und koffein- und teeinhaltige Getränke, Softdrinks aller Art.

Sie sollten möglichst ganz vom Speiseplan gestrichen werden.

Gesunde, schwache Säurebildner

Getreide und getreideähnliche Körner in der Vollkornvariante, tierische Lebensmittel jeglicher Art in Bio-Qualität, Hülsenfrüchte (auch Bio-Tofu), Nüsse, Kerne und Samen, hochwertiges Kakaopulver und Schokolade.

Diese Lebensmittel werden zwar sauer verstoffwechselt, enthalten jedoch alle eine Menge an gesunden Inhaltsstoffen, sodass sie in mäßigen Mengen und immer mit basischen Lebensmitteln in Kombination regelmäßig auf den Speiseplan gehören.

Neutrale Lebensmittel

Fette und Öle wie Butter, Butterschmalz, Sahne, Kokosöl und alle nativen (= nicht raffinierten, kalt gepressten) Pflanzenöle.

Basenbildner

Alle Blattsalate und Kräuter — Verwenden Sie diese vornehmlich frisch, aber gerne, zu besseren Verdaulichkeit, auch kurz mitgegart.

Alle Gemüsesorten inklusive Kartoffeln, Kürbis und ähnliche stärkereiche Gemüse, Pilze.

Gekeimte Samen aller Art — Der Keimvorgang macht Getreidesamen und Samen von getreideähnlichen Samen (z. B. Buchweizen), Hülsenfrüchte und Kerne (z. B. Sonnenblumenkerne) zu basischem Powerfood (mehr dazu auf S. 108).

Alle Obstsorten inklusive Avocado, geringe Mengen an Dörrobst.

! Wichtig: Wer sich mit überwiegend basischen Lebensmitteln – und diese möglichst oft in Bio-Qualität – ernährt, schafft die optimalen Voraussetzungen, um den körpereigenen Säure-Basen-Haushalt im Gleichgewicht zu halten. Dies wiederum stellt sicher, dass alle wichtigen Stoffwechselvorgänge wie der Zellstoffwechsel, die Verdauung oder auch die Hormonproduktion optimal ablaufen und unsere Gesundheit und unser Wohlbefinden bestmöglich sichern. Und auch auf unsere Muskeln bzw. auf die dort möglicherweise gebildeten Triggerpunkte wirkt sich eine basenbetonte Ernährung positiv aus.

Trinken nicht vergessen

Unterstützen Sie die Entgiftungsarbeit Ihres Körpers mit reichlich Flüssigkeit – Wasser ist das beste Lösungsmittel zur Ausschwemmung von Giftstoffen. Trinken Sie daher über den Tag verteilt reichlich.

Empfehlenswerte Getränke sind stilles Wasser, Kräutertees, frische Gemüsesäfte/ Smoothies sowie Hafer- und Mandelmilch. Verzichten Sie idealerweise auf jegliche konzentrierte Süßungsmittel in Ihren Getränken, auch auf Zuckerersatzstoffe bzw. Süßstoffe. Verfeinern Sie Wasser, kalten Tee und Säfte lieber mit Zitrusfrüchten, Beeren oder anderen Früchten aller Art. Heißer Tee mit ein wenig Honig oder Dicksaft ist selbstverständlich kein Problem.

Basische Ernährung premium – 2 hilfreiche Tipps

Deckung des Eiweißbedarfs bei basischer, überwiegend vegetarischer Ernährung

Wenn wir uns basisch ernähren, führt das automatisch dazu, dass tierische Lebensmittel nur in mäßigen Mengen auf unserem Speiseplan vorkommen. Da mag man sich schnell die Frage stellen, ob wir dann überhaupt noch genügend hochwertiges Eiweiß zu uns nehmen. Immerhin werden Eiweißbausteine ja nicht nur für den Muskelaufbau benötigt, sondern für den Bau einer jeden unserer Körperzellen, für die Synthese von unzähligen Botenstoffen, Enzymen, Abwehrstoffen ...

Doch keine Sorge, die basische Ernährung beinhaltet jede Menge an pflanzlichen Eiweißlieferanten:

→ Hülsenfrüchte und insbesondere gekeimte Hülsenfrüchte (Bohnen, ungeschälte Linsen, Kichererbsen)

→ Getreide und getreideähnliche Körner in gekeimter Form (Dinkel, Hafer, Buchweizen)

→ Nüsse, Kerne, Samen (einheimische Sorten sind z. B. Hasel- und Walnüsse, Lein- und Hanfsamen, Sonnenblumenkerne)

Diese eiweißhaltigen Pflanzenlebensmittel können uns alle essenziellen Fettsäuren im Verbund mit Vitaminen, Mineralstoffen, sekundären Pflanzenstoffen und Ballaststoffen liefern. Am besten versorgt sind Sie, wenn Sie eiweißhaltige pflanzliche Lebensmittel immer mal wieder in einem Gericht kombinieren. Beispiele für solche hochwertigen Kombinationen sind: Kartoffeln & Ei, Hülsenfrüchte & Vollkorngetreide (z. B. Bohnen und Mais, Linsen und Vollkornnudeln).

Schmackhafte vitalstoffreiche Basenkost von der eigenen Fensterbank

Frische Keimlinge/Sprossen werden inzwischen in jedem Supermarkt angeboten. Sie sind ein tolles Powerfood, reich an wertvollem pflanzlichem Eiweiß, vielen verschiedenen Vitaminen und Mineralstoffen. Hier stellt sich aber das gleiche Problem wie bei Fertigsalaten: Wenn die Ware nicht ultrafrisch ist, kann sie mit einer Menge an Bakterien und Schimmelpilzen belastet sein.

Eine gesunde und unkomplizierte Alternative stellt das Züchten der Vitalstoffbomben zuhause dar.

Hinweise zu benötigten Gerätschaften und Anleitungen zum Keimen gibt es zuhauf – da reicht eine kurze Suche im Internet. Starten Sie Ihre ersten Keimversuche am besten mit den großen, leicht zu keimenden Samen wie Sonnenblumenkernen, Getreidekörnern oder Linsen und Kichererbsen. Kleine Samen und schleimende Samen (dazu gehören u. a. Leinsamen, Rucola, Kresse) erfordern etwas Erfahrung.

Als Saatgut eignen sich Samen in Bio-Qualität, wie Sie sie im Naturkost- und Biofachhandel erhalten. Mit Ausnahme der Keimlinge von grünen Bohnen können Sie alle selbst gekeimten Samen roh verzehren. Nur Grüne-Bohnen-Sprossen müssen – wie auch die frischen Grüne-Bohnen-Kerne bzw. die ganzen Schoten – vor dem Verzehr blanchiert werden.

Triggerpunkten mit basischen und vitalstoffreichen Rezepten entgegenwirken

Der anschließende kleine Rezeptteil soll Ihnen vor allem Inspiration für den Einstieg in eine stärker basische Ernährung mit reichlich zellnährenden Vitalstoffen bieten. Es werden Gerichte vorgestellt, die Sie anfangs ab und zu in Ihren Speiseplan einbauen können, die Sie später auch variieren können und auf deren Basis Sie Ihr Repertoire nach und nach ausweiten werden.

Den Anfang machen einige Smoothies, die sich sowohl für ein schnelles Frühstück als auch für den gesunden Energiekick zwischendurch eignen – supergesund, superlecker.

Nach demselben Prinzip, aber nicht ganz so flüssig, werden die beiden danach vorgestellten Gerichte für »gemuste Power« zubereitet, eines süß, eines salzig. – Einfach mal testen!

Es schließen sich eine ganze Reihe an Rezeptvorschlägen für kreative Salate voller Vitalstoffe an: mal kalt, mal warm, mal zartblättrig, mal deftig-gemüsig, mal gesund-sättigend mit Pasta al dente, Quinoa, Nudeln, Linsen.

Eine wahre Schatzkiste für basische Gerichtevariationen aller Art sind die Suppenideen: gut auf Vorrat zuzubereiten und nicht nur im Winter magenwärmend und gaumenschmeichelnd. Vorgeschlagen werden ein Rezept für eine basische Basic-Gemüsebrühe, ein paar Suppenideen sowie ein herzhafter Eintopf.

Abschließend gibt es noch eine handverlesene Auswahl an vegetarischen Hauptgerichten, nur um die Bandbreite an basischen Köstlichkeiten aufzuzeigen – und Lust auf mehr zu machen.

Viel Spaß und Genuss beim (Aus-)Probieren!

Basische Rezepte zur Entgiftung und zur sanften Triggerpunktbehandlung »von innen«

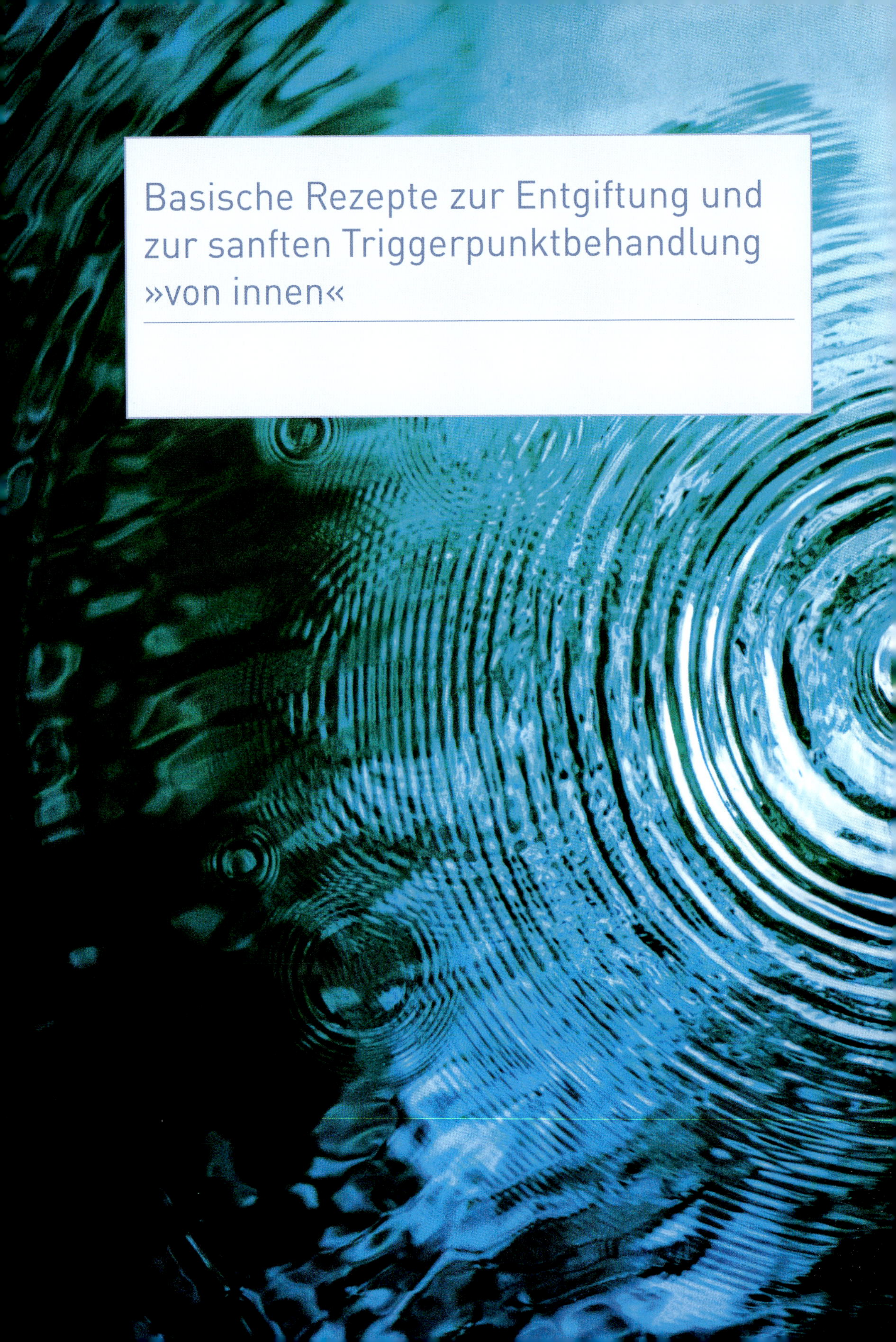

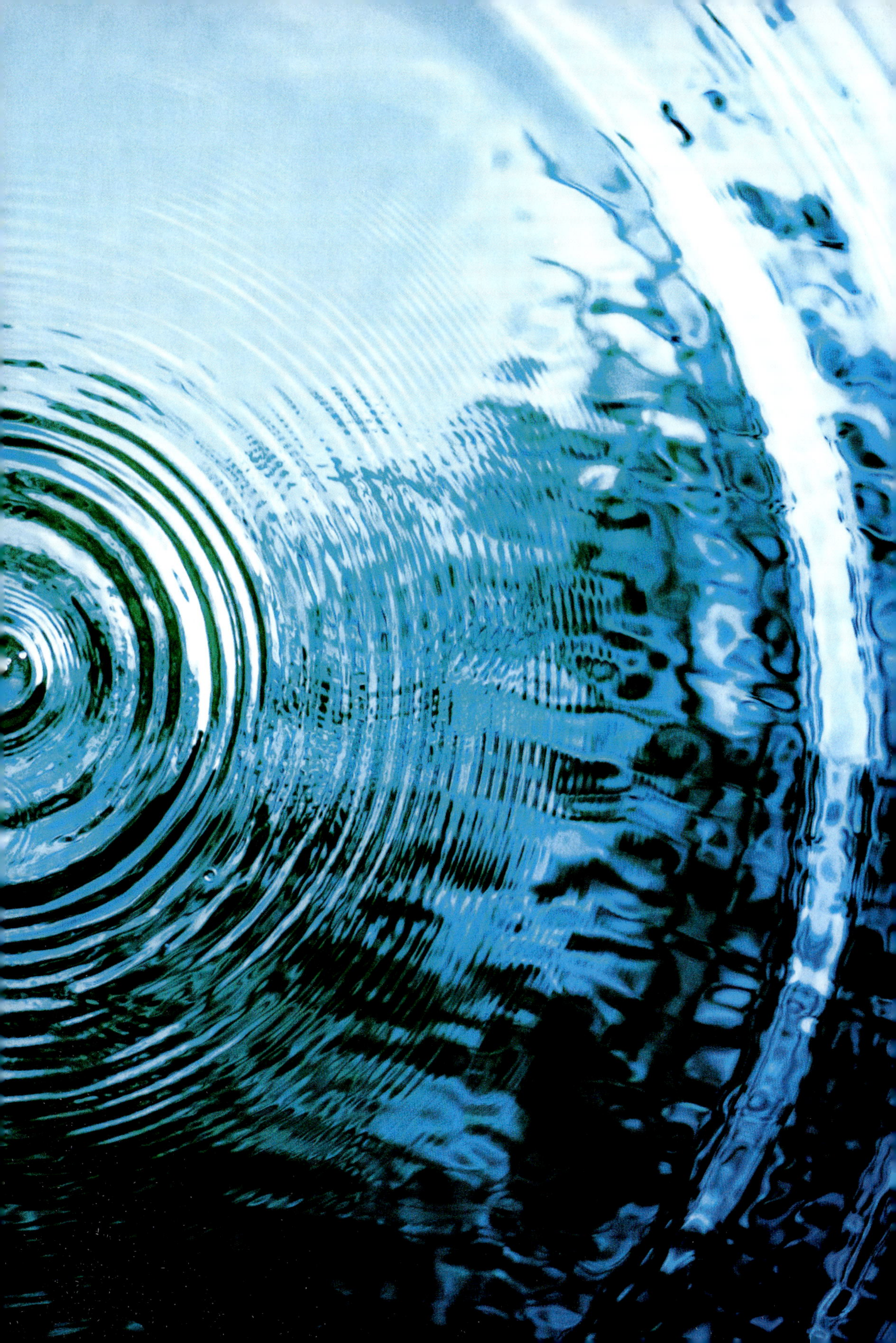

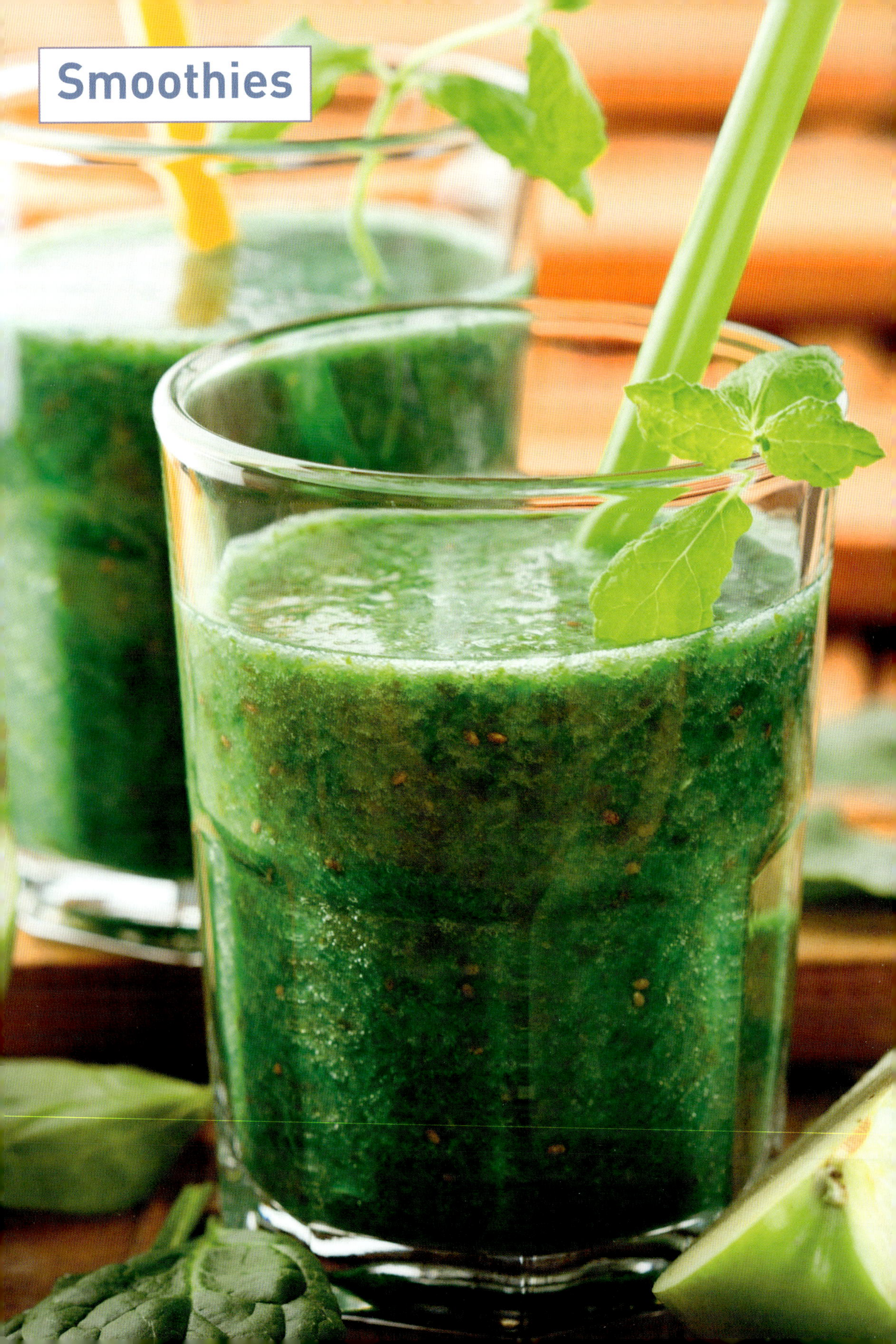

Grüner Orangen-Smoothie

Für 2 Portionen
Zubereitungszeit:
5–10 Minuten

Zutaten

- 3 Orangen
- 50 g Feldsalat
- 1 EL Walnuss- oder Hanföl

Zubereitung

1. Orangen schälen. Dabei darf durchaus weiße Haut übrig bleiben, sie enthält sekundäre Pflanzenstoffe und Ballaststoffe. Orangen in Spalten teilen, diese grob schneiden und entkernen, in den Mixer geben.
2. Feldsalat sehr sorgfältig waschen, verlesen, putzen und die Blätter in den Mixer geben.
3. Das Öl hinzufügen und das Ganze cremig mixen. So viel Wasser hinzufügen, dass der Smoothie eine sämige Konsistenz hat.

! **Tipp:** Der Smoothie schmeckt auch mit einer Mischung aus Orange und säuerlichem Apfel sehr lecker und erfrischend.

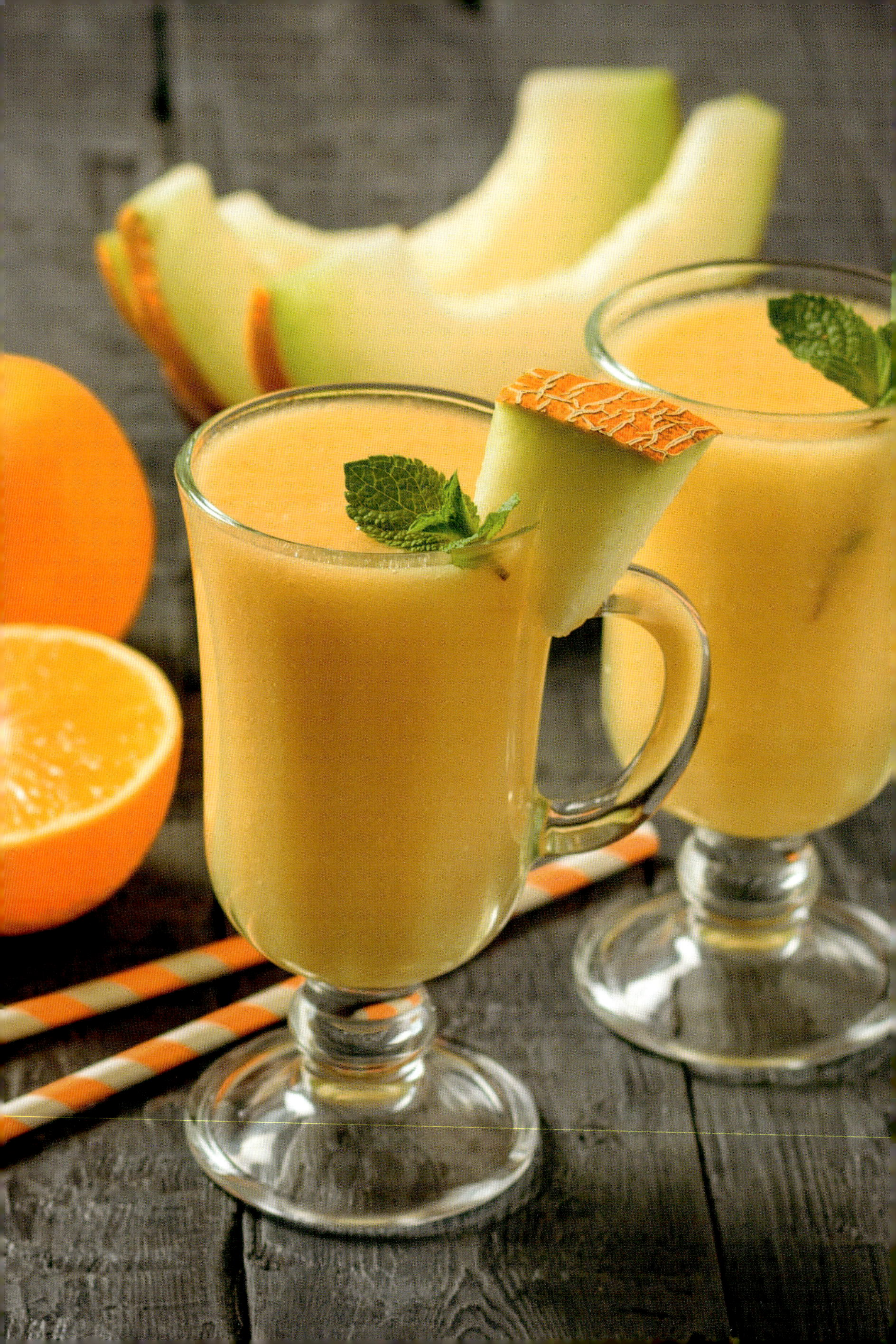

Orangen-Melonen-Smoothie

Für 2 Portionen
Zubereitungszeit:
5–10 Minuten

Zutaten

- 1 kleine Honigmelone
- 4 Orangen
- einige Tropfen Haselnussöl

Zubereitung

1. Melone achteln, das Fruchtfleisch mit einem Küchenmesser von der Schale trennen, in grobe Stücke schneiden und in den Mixer geben.
2. Orangen ebenfalls schälen. Dabei darf durchaus weiße Haut übrig bleiben, sie enthält sekundäre Pflanzenstoffe und Ballaststoffe. Die Orangen in grobe Stücke schneiden und ebenfalls in den Mixer geben.
3. Das Walnussöl hinzufügen und alles fein mixen. Nach Wunsch noch etwas Wasser hinzufügen, je nachdem welche Konsistenz man am Ende haben möchte.

! **Tipp:** Statt Haselnussöl eignet sich für eine exklusive und sehr delikate Variante dieses Smoothies auch Trüffelöl.

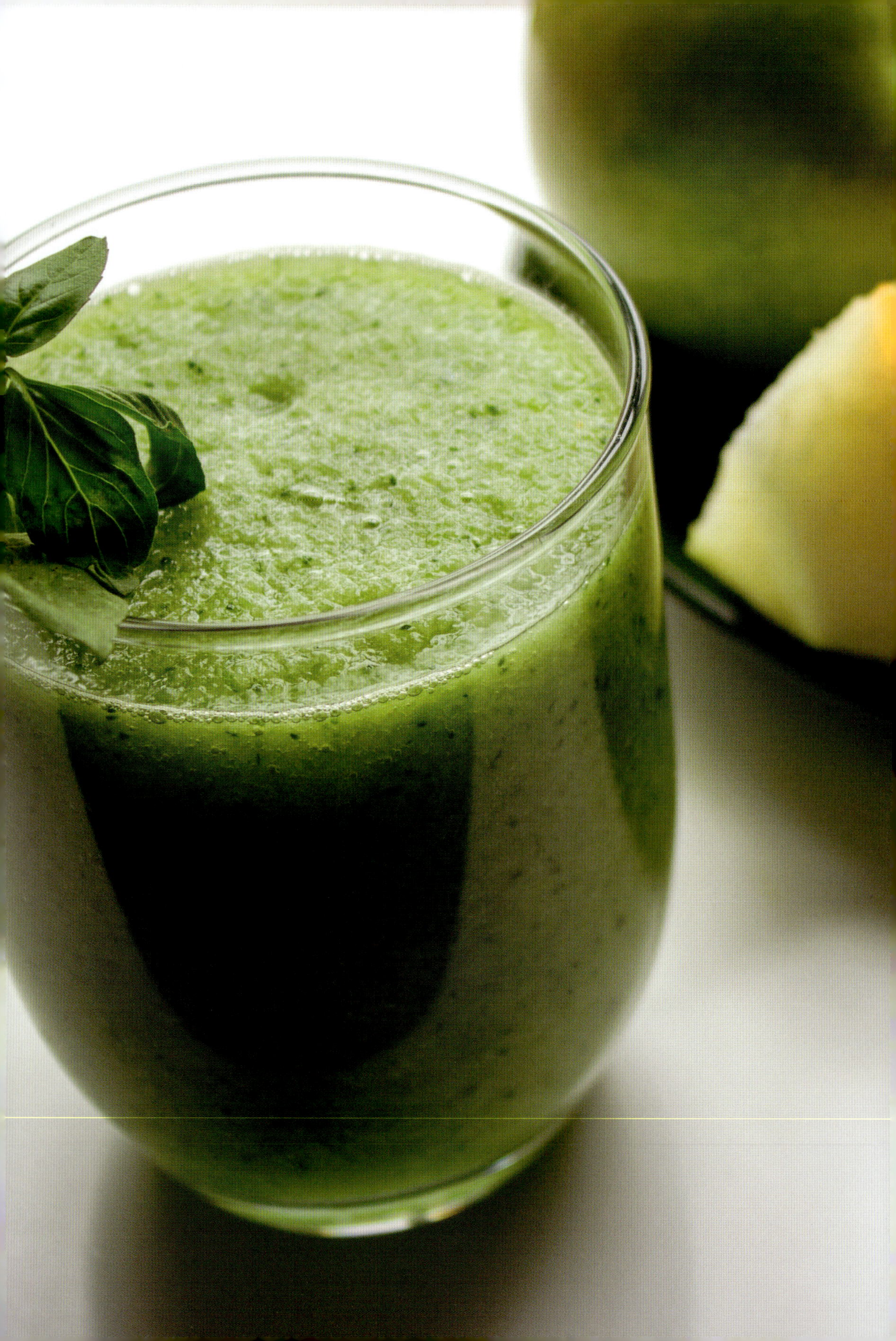

Melonen-Apfel-Smoothie

Für 2 Portionen

Zubereitungszeit:

10 Minuten

Zutaten

- 2 Eiswürfel
- 1 kleine Galiamelone
- 5 Bio-Äpfel
- 2 EL Bio-Kokosöl

Zubereitung

1. Eiswürfel in den Mixer geben.
2. Galiamelone achteln und das Fruchtfleisch von der Schale trennen, grob schneiden und zu den Eiswürfeln geben.
3. Äpfel waschen und in Stücke schneiden. Falls Sie einen Turbomixer besitzen, die Kerne mitsamt dem Gehäuse dranlassen, ansonsten die Äpfel davon befreien. Apfelstücke in den Mixer geben.
4. Das Kokosöl zufügen und das Ganze mixen, mit etwas Wasser verdünnen, bis der Smoothie die gewünschte Konsistenz hat.

! **Tipp:** An heißen Tagen schmeckt dieser Smoothie besonders erfrischend mit einer Mischung aus Apfel und Gurke.

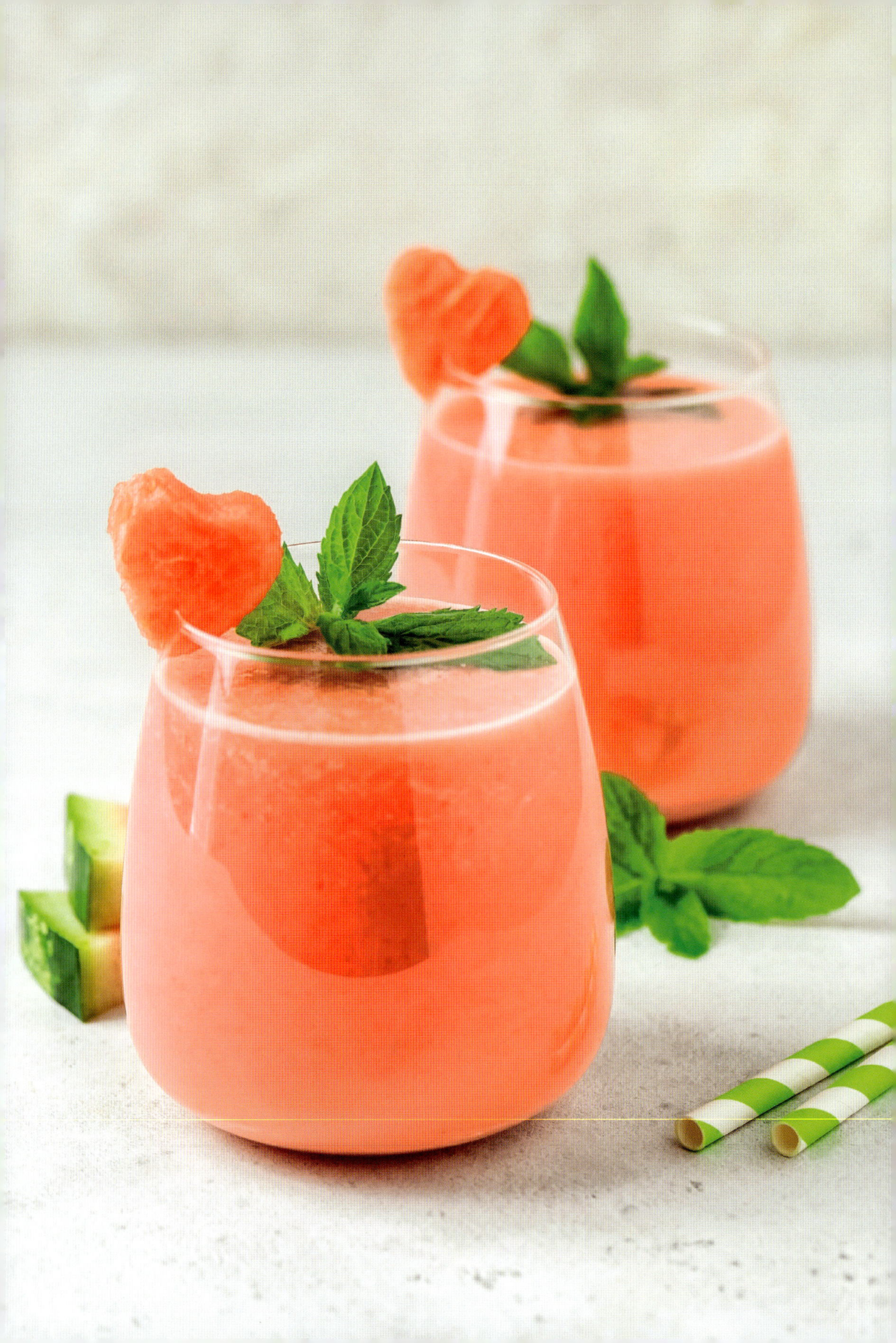

Frucht-Smoothie mit Minze

Für 2 Portionen
Zubereitungszeit: 10 Minuten

Zutaten

- 700 g gekühlte Wassermelone (mit Schale)
- 8–10 Minzblätter
- 2 Bio-Äpfel
- 1 vollreifer Pfirsich
- 4–6 EL Zitronensaft

Zubereitung

1. Melonenfruchtfleisch von der Schale trennen, in grobe Stücke schneiden, diese in den Mixer geben. Minzblätter gut waschen und 6–8 Blätter zu den Melonenstücken geben (2 Blätter für die Garnitur zurückbehalten).
2. Äpfel waschen und achteln. Falls Sie einen Turbomixer besitzen, die Kerne mitsamt dem Gehäuse dranlassen, ansonsten die Äpfel davon befreien.
3. Den Pfirsich ebenfalls waschen, entsteinen, achteln und zu den anderen Fruchtstücken geben. 4 EL Zitronensaft hinzufügen. Das Ganze pürieren, evtl. noch mehr Zitronensaft zufügen. Den Smoothie mit Wasser verdünnen, bis er die gewünschte Konsistenz hat, in Gläser füllen und mit der zurückbehaltenen Minze garnieren.

! **Tipp:** Kreieren Sie Ihre Smoothies ganz nach Ihrem Geschmack. Sie können dafür auch sehr gut Obst-, Gemüse- und Salatreste vom Vortag oder von der vorherigen Mahlzeit mitverwenden.

! Info: Für alle Arten von Smoothies mit Melone gilt: So viel weißes, dicht an der Schale gelegenes Fruchtfleisch mitverwerten wie möglich, auch wenn Sie es bei einer Obstmahlzeit nicht mitessen würden: Hier sitzen besonders viele Vitalstoffe.

Gemuste Power

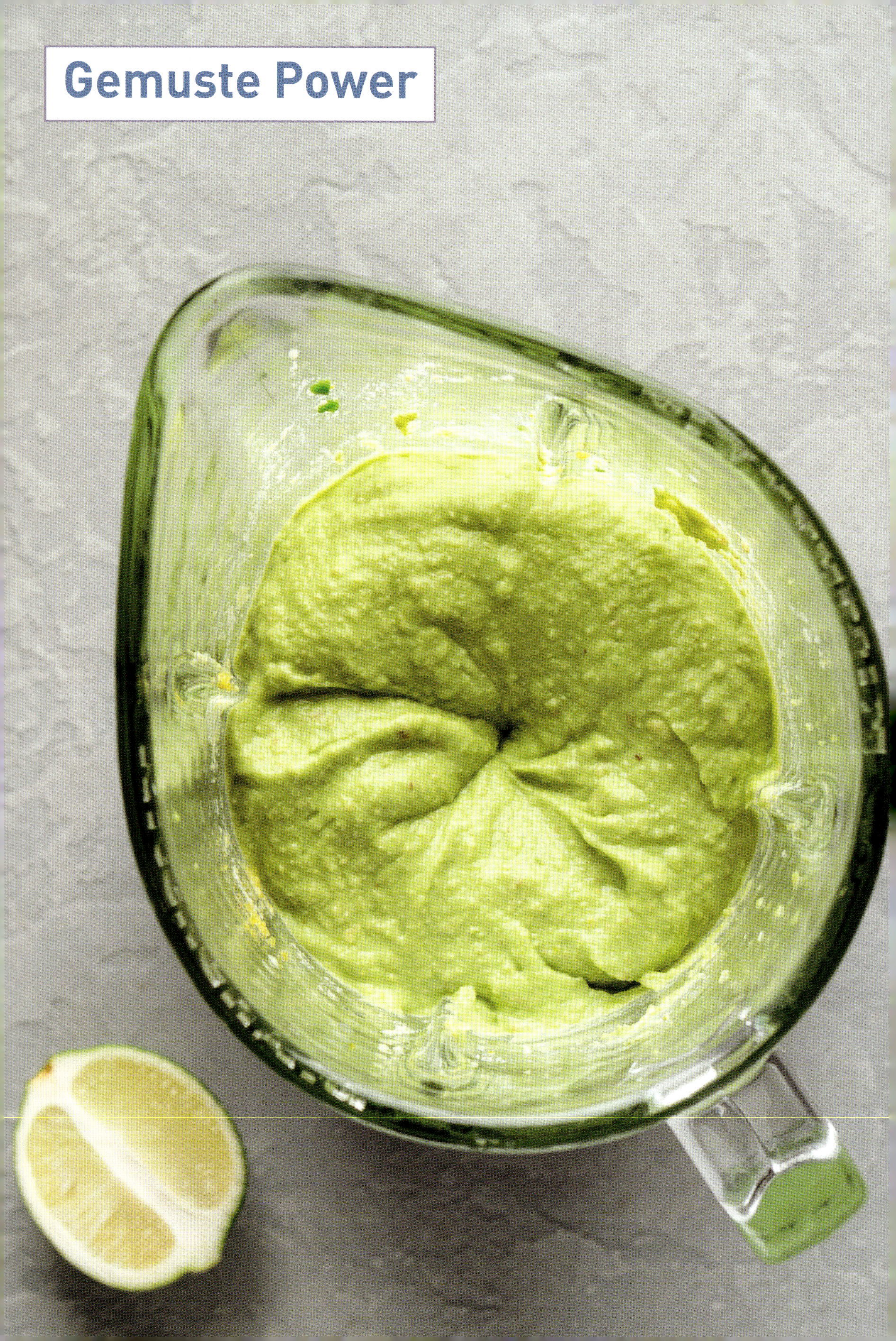

Sweet Avocado-Pudding

Für 2 Portionen
Zubereitungszeit:
10 Minuten

Zutaten

- 2 Pfirsiche
- 1 Orange, Zitrone oder Limette
- 1 Apfel
- 2 kleine vollreife Avocados
- 4 TL geschälte Hanfsamen

Zubereitung

1. Die Pfirsiche waschen, halbieren und jeweils den Stein herauslösen, die Orange (bzw. die Zitrone oder Limette) schälen, Apfel waschen, vierteln, Kernhaus und Blütenansatz entfernen.
2. Die Avocados halbieren, den Kern herauslösen, das Fruchtfleisch mit einem Esslöffel aus der Schale heben und in einen Mixer geben.
3. Das Obst grob zerkleinern und dazugeben. Alles nur sehr kurz im Mixer pürieren. Durch die Avocados erhält die Mischung ihre puddingähnliche Konsistenz.
4. Wenn der Pudding auf Schälchen verteilt ist, den Hanfsamen darüberstreuen.

! **Tipp:** Hanfsamen ist auch in der rohen Form bereits sehr aromatisch, geröstete Hanfsamen verleihen dem Pudding ein ganz besonders nussiges Aroma.

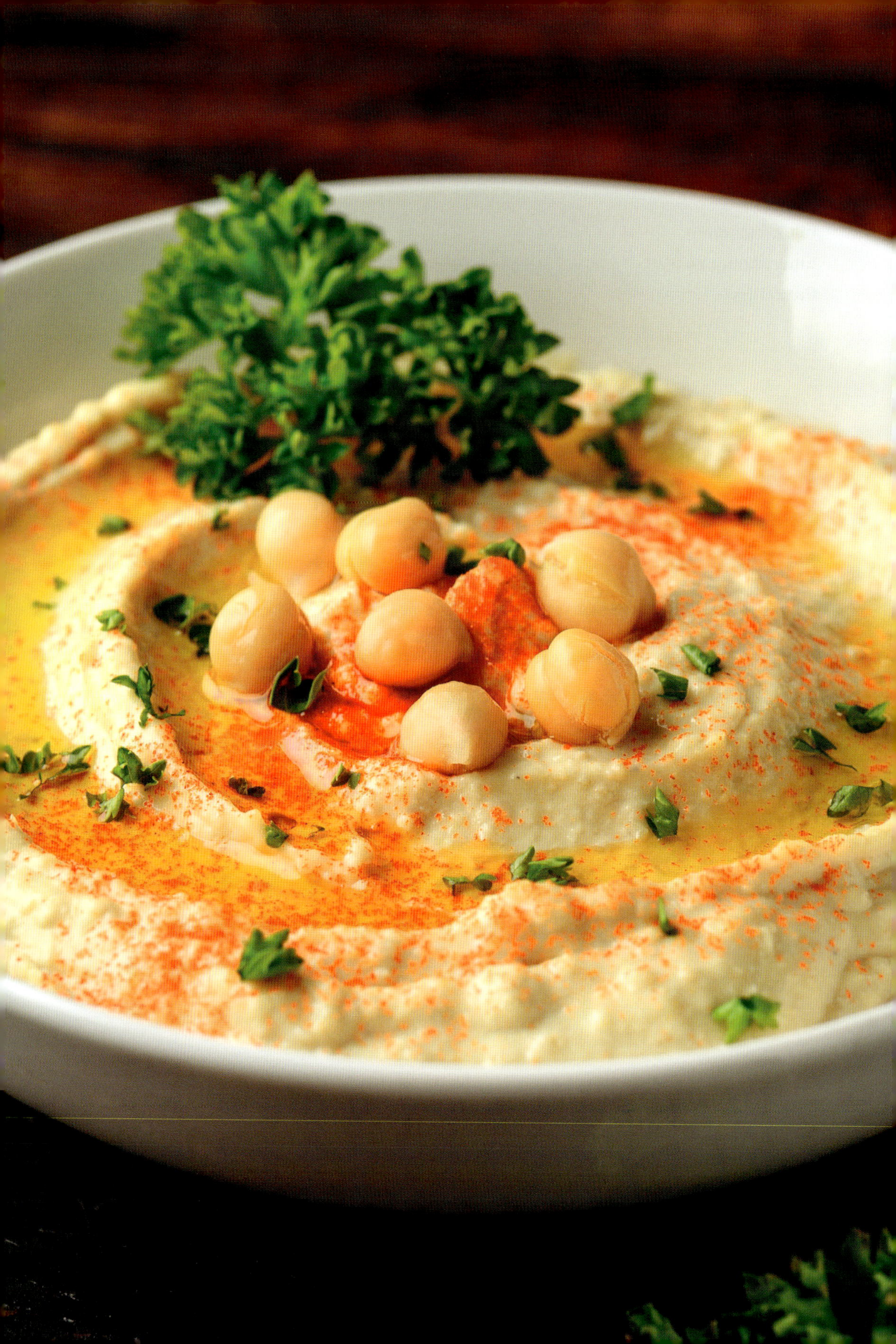

Hummus, einfach selbst gemacht

Für 4 Portionen
Einweichen: 24 Stunden
Garzeit: 60–120 Minuten

Zutaten

- 75 g getrocknete Kichererbsen
- 2 Knoblauchzehen
- 60 ml kalt gepresstes Olivenöl
- 6 EL Zitronensaft
- Salz
- gemahlener Kreuzkümmel (Cumin), gemahlener Koriander und Chilipulver nach Geschmack
- edelsüßes Paprikapulver

Zubereitung

1. Kichererbsen waschen und in reichlich Wasser 24 Std. einweichen.
2. Am nächsten Tag das Wasser abgießen, die Kichererbsen in einen Topf geben, reichlich frisches Wasser dazugeben. Das Wasser aufkochen und die Kichererbsen darin in 1–2 Std. weich kochen (sie sind fertig, wenn die ersten Kichererbsen zerfallen), dabei immer wieder abschäumen.
3. Die Knoblauchzehen häuten und klein schneiden. Kichererbsen durch ein Sieb abgießen und mit Knoblauch, 2 EL Wasser, 2 EL Öl und Zitronensaft pürieren.
4. Das Kichererbsenmus salzen, mit Cumin, Koriander und Chili nach Geschmack würzen. Alles gut durchrühren. Das Hummus in eine Servierschüssel umfüllen und das restliche Olivenöl nur leicht unterrühren, sodass das Hummus marmoriert aussieht. Mit Paprikapulver bestreut servieren.

! **Tipp:** Der orientalisch-würzige Dip passt klassisch zu (geröstetem) Fladenbrot oder auch zu Rohkost.

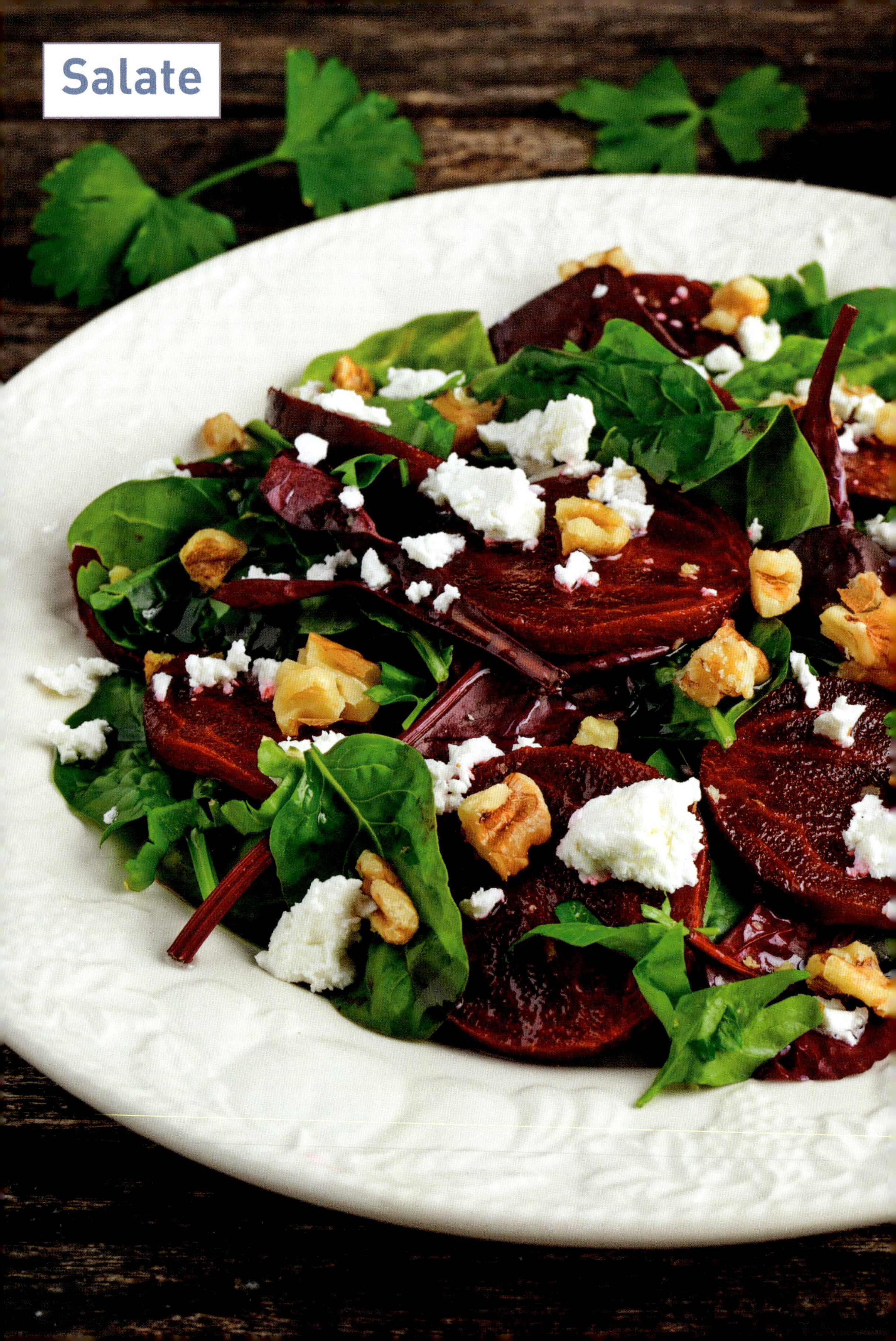

Kerniger Rote-Bete-Spinatsalat

Für 2 Portionen
Zubereitungszeit:
30 Minuten

Zutaten

- 250 g vorgegarte Rote Bete (vakuumiert)
- 100 g Feta
- 80–100 g Babyspinat
- 60 g Walnusskerne
- 60 g Pinienkerne
- 2 EL Leinöl
- 2 EL Zitronensaft
- Salz, Pfeffer

Zubereitung

1. Rote Bete auspacken, dabei den Gemüsesaft aus der Packung in eine Salatschüssel geben. Rote Bete in Scheiben schneiden. Feta zerkrümeln und dazugeben.
2. Babyspinat gut waschen, trocken schütteln, verlesen und putzen, dann zur Roten Bete geben.
3. Walnusskerne grob hacken und in einer beschichteten Pfanne ohne Fett kurz anrösten, bis sie beginnen zu duften. Die Pinienkerne dazugeben und mitrösten, bis sie goldbraun werden. Die Nüsse dann sofort aus der Pfanne in die Schüssel geben.
4. Leinöl und Zitronensaft dazugeben, mit Salz und Pfeffer würzen, alles gut vermischen und vor dem Servieren nochmals abschmecken.

! **Tipp:** Rote Bete verarbeiten Sie am besten mit Handschuhen und umgebundener Küchenschürze, denn der Saft färbt stark und lässt sich nur schlecht wieder von Händen und Kleidung entfernen.

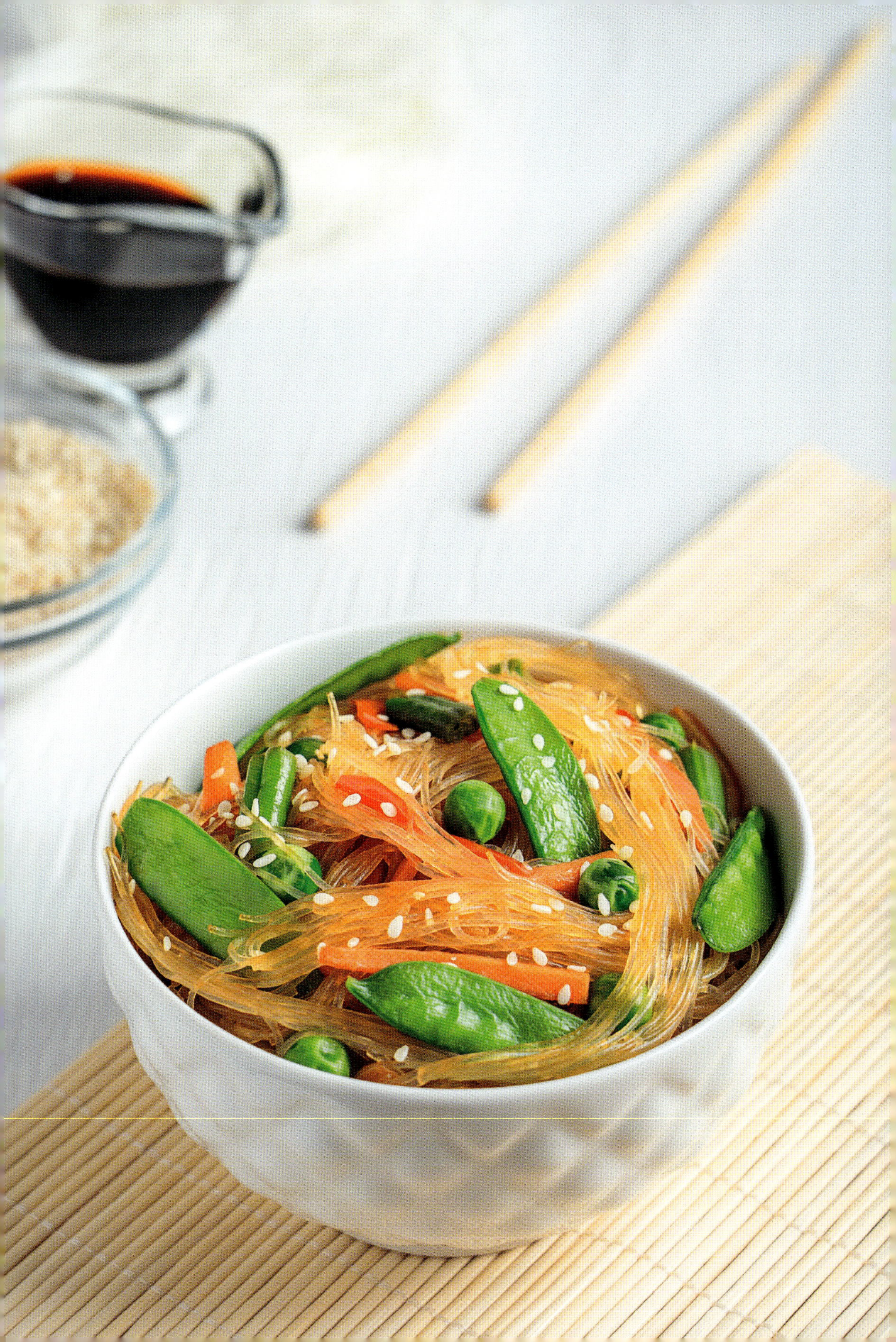

Asiatischer Glasnudelsalat mit Zuckerschoten

Für 2 Portionen
Zubereitungszeit: 20 Minuten

Zutaten

- 250 g Möhren
- 1–2 EL Limettensaft
- ½ Salatgurke (ca. 150 g)
- Salz
- 150 g Zuckerschoten
- 100 g Glasnudeln
- 2 EL Sojasauce (natürlich gebraut)
- 1 TL Sesammus (Tahin, gesalzen oder ungesalzen)
- Pfeffer

Zubereitung

1. Möhren schälen, putzen und fein raspeln und in einer Schüssel mit 1 EL Limettensaft vermischen. Gurke schälen, putzen, ebenfalls fein raspeln und zu den Möhren geben.
2. In einem Topf bodenbedeckt Salzwasser für die Zuckerschoten aufkochen, inzwischen die Zuckerschoten abbrausen, diese im Wasser etwa 4 Minuten blanchieren. Die Zuckerschoten blähen sich auf, wenn sie gar sind. Die Schoten in ein Sieb abgießen und etwas kleiner schneiden (schräg geschnitten sieht sehr schön aus) und ebenfalls in die Schüssel geben.
3. Die Glasnudeln für wenige Minuten in kochendes Salzwasser geben. Sobald sie glasig werden, sind sie gar. Die Nudeln in ein Sieb abgießen, abtropfen lassen und anschließend zum Gemüse in die Salatschüssel geben.
4. Alle Zutaten gut mischen und mit Sojasauce, Limettensaft, Tahin, Pfeffer und evtl. noch ein wenig Salz abschmecken.

! **Tipp:** Ersetzen Sie nach Belieben einen Teil der Möhren durch zarte (vorblanchierte) grüne Bohnen und Erbsen.

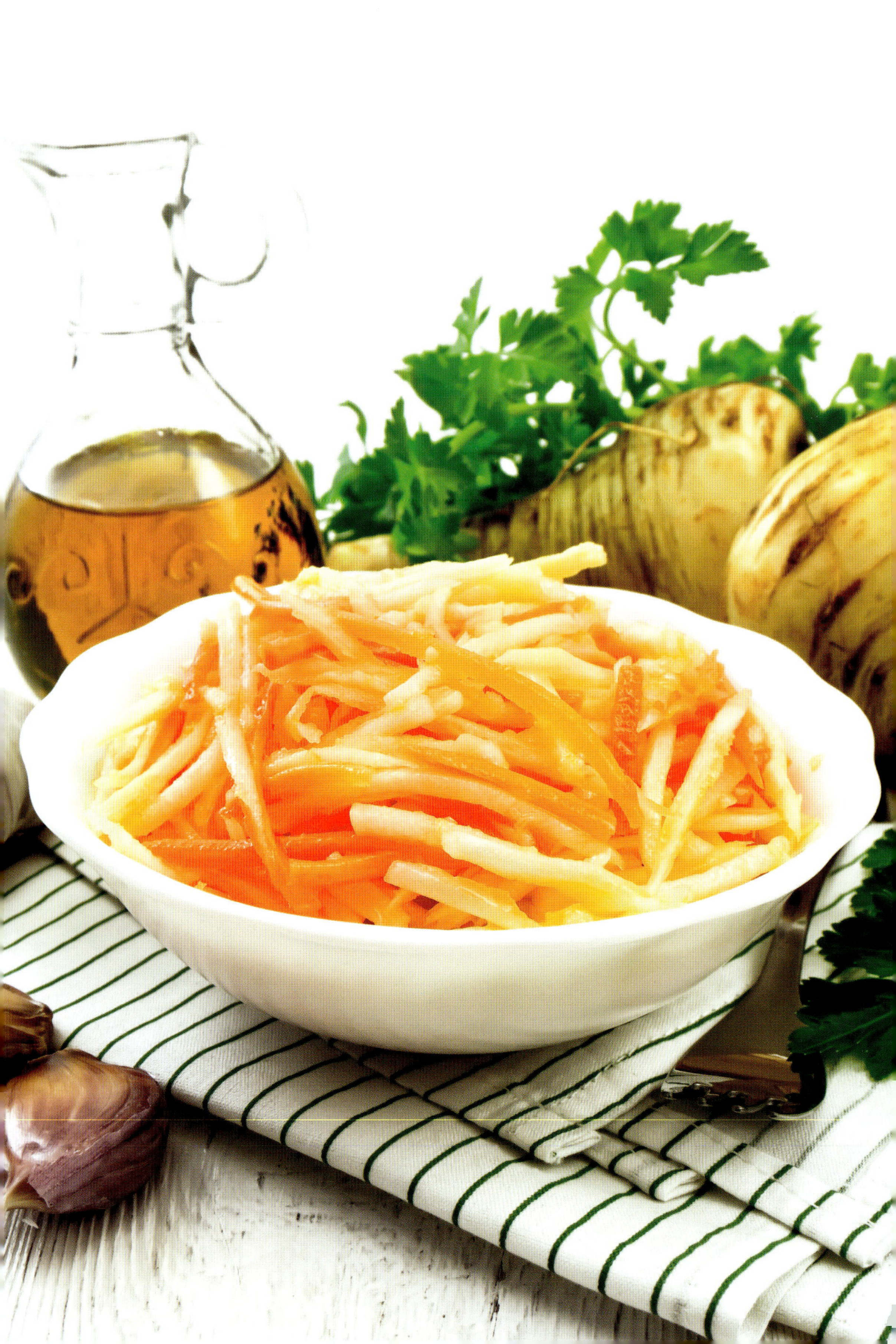

Wurzelgemüsesalat mit Erdnusssauce

Für 2 Portionen
Zubereitungszeit:
40 Minuten

Zutaten

- ½ Bund Petersilie
- 75 g gesalzene geröstete Erdnusskerne
- 1 EL gesalzene Erdnusspaste
- 1 EL Sojasauce (natürlich gebraut)
- 1 EL Leinöl
- 2 EL Zitronensaft
- 250 g Möhren
- 150 g Petersilienwurzel
- 150 g Knollensellerie

Zubereitung

1. Zuerst die Sauce zubereiten: Petersilie waschen, trocken tupfen, die Blätter grob schneiden und in einen hohen Rührbecher geben.
2. Erdnüsse und Erdnusspaste, Sojasauce, Leinöl, Zitronensaft sowie 1 EL Wasser dazugeben und alles mit dem Pürierstab zu einer Sauce verarbeiten, dabei je nach gewünschter Konsistenz noch etwa 30 ml Wasser hinzufügen.
3. Möhren und Petersilienwurzel waschen oder schälen, putzen und fein raspeln. Sellerie schälen und ebenfalls fein raspeln. Die Gemüseraspel in eine Schüssel geben, die Erdnusssauce gründlich unterheben und den Wurzelgemüsesalat vor dem Servieren nochmals abschmecken.

Tipp: Dieser Rohkostsalat mit feinem Erdnussaroma eignet sich in der angegebenen Menge als kalte Hauptmahlzeit. Sie können ihn aber in kleineren Portionen als auch Zwischenmahlzeit genießen.

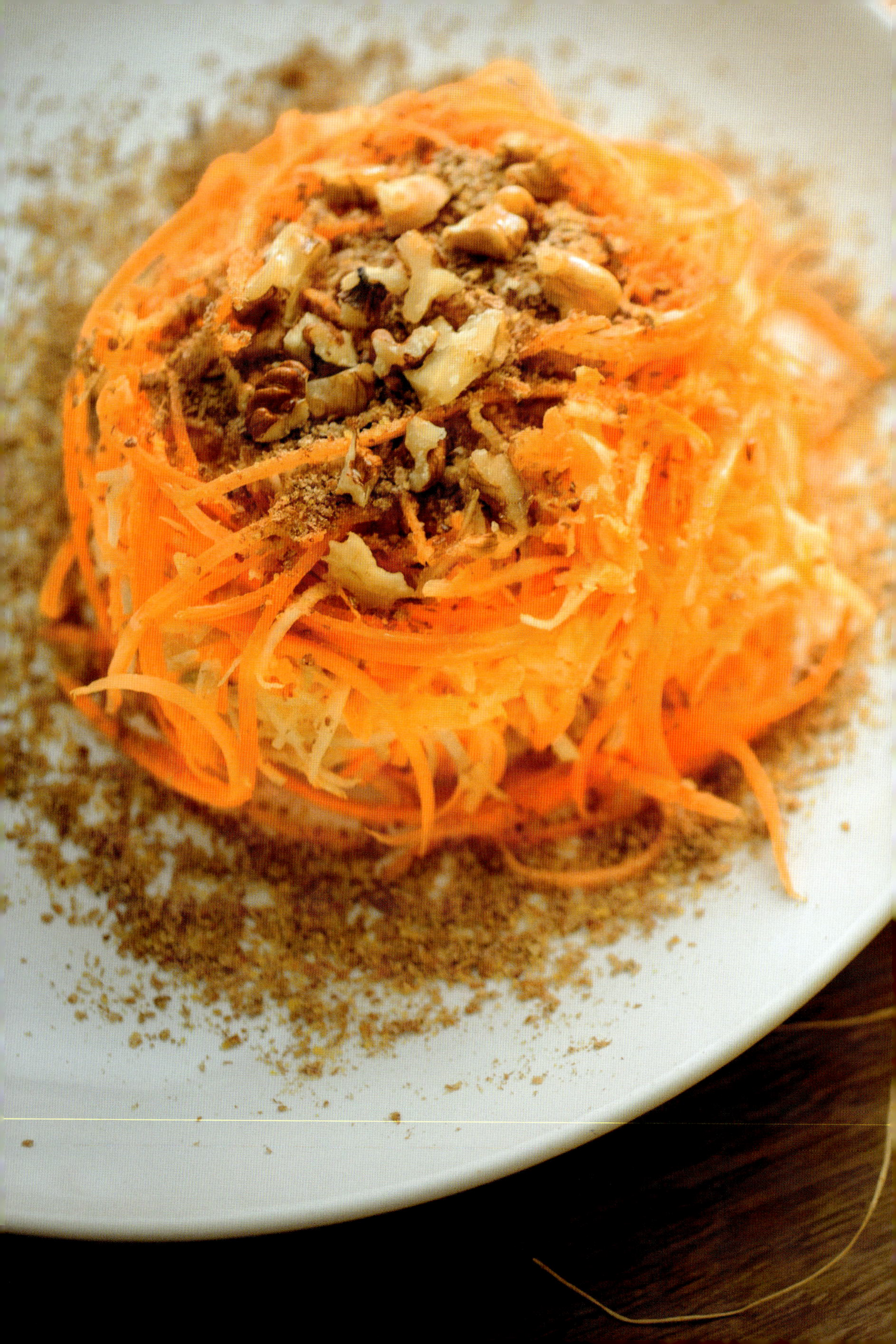

Nussiger Möhren-Sellerie-Salat

Für 4 Portionen
Zubereitungszeit:
15 Minuten

Zutaten

- 400 g Möhren
- 250 g Knollensellerie
- 2 Äpfel (350–400 g)
- 200 g Naturjoghurt
- 60 g Walnusskerne
- 6 EL Hanfsamen
- 4 EL Leinöl
- 2–3 EL Zitronensaft
- Ingwerpulver
- Zimtpulver
- Salz

Zubereitung

1. Möhren waschen oder putzen. Sellerie putzen und in längliche schmale Stifte schneiden. Äpfel schälen, vierteln, Kernhaus und Blüte entfernen. Möhren, Sellerie und Äpfel mit der Küchenmaschine fein raspeln.
2. Raspel in eine Schüssel geben und gut mit dem Joghurt vermischen. Walnüsse grob hacken, mit Hanfsamen, Leinöl und Zitronensaft gut unter den Salat mischen.
3. Den Salat mit Ingwer- und einer Prise Zimtpulver würzen und mit Salz abschmecken.

! **Tipp:** Wenn Sie für das Zerkleinern von Möhren, Sellerie und Äpfeln eine möglichst feine Raspel nehmen, wird der Salat saftiger. Wer möchte, kann die gehackten Walnusskerne zusammen mit den Hanfsamen kurz in einer trockenen Pfanne anrösten, bis sie anfangen zu duften. Das macht den Salat noch aromatischer.

! Info: Der Salat hält sich abgedeckt gut bis zum nächsten Tag im Kühlschrank: Danach ist er schön durchgezogen, noch saftiger und die Walnusskerne sind weicher.

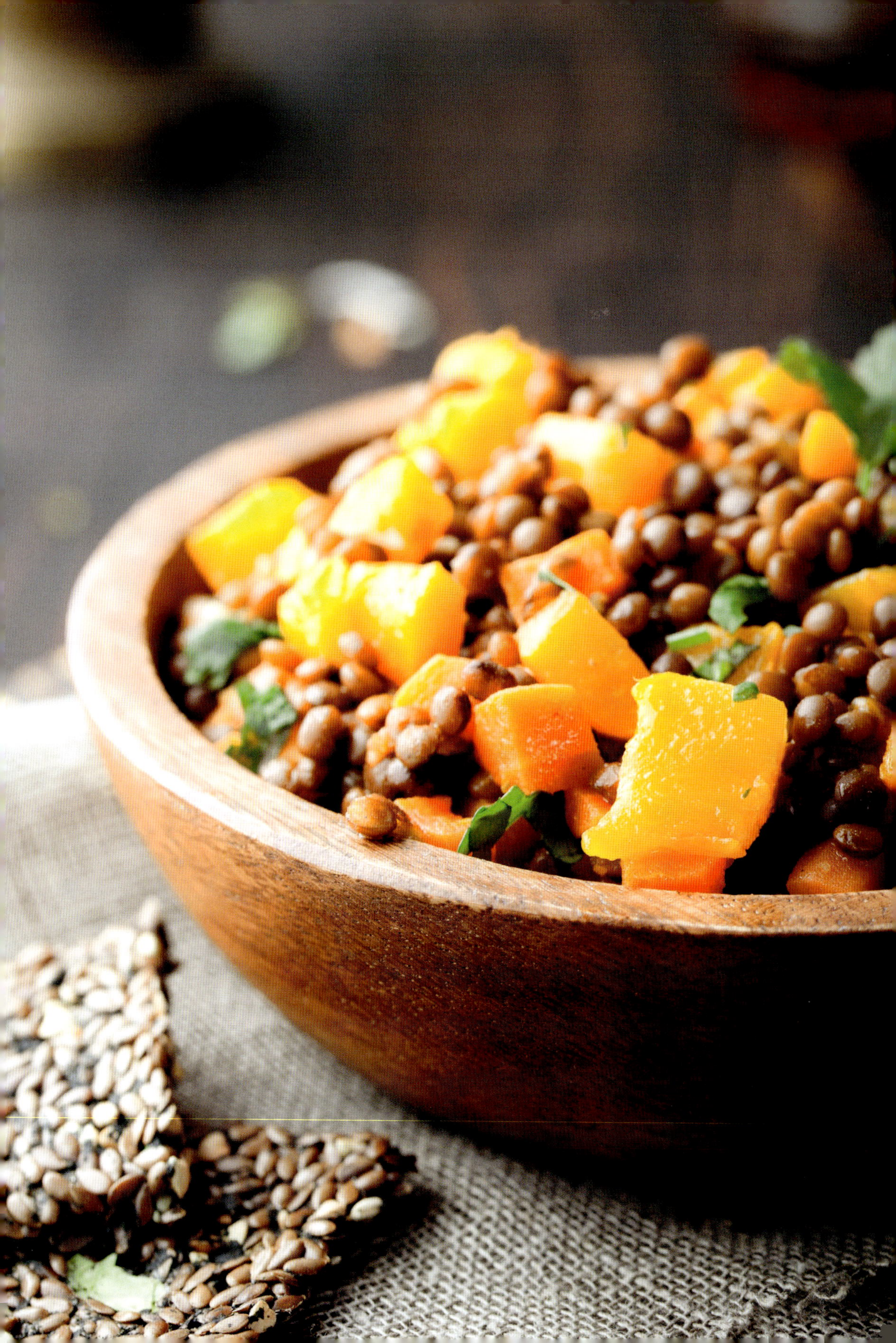

Linsensalat mit Kräutern

Für 2 Portionen
Zubereitungszeit: 40 Minuten

Zutaten

- Salz
- 125 g kleine braune Linsen (z. B. Berglinsen)
- 1 Lorbeerblatt
- 2 Zweige frischer Thymian
- 3 Zweige Koriander

½ kleiner Hokkaidokürbis

- 1 Stange Staudensellerie
- 1 Knoblauchzehe
- 2 EL Walnussöl
- 1 EL Apfelessig
- Salz, Pfeffer

Zubereitung

1. Knapp 1 l leicht gesalzenes Wasser für die Linsen zum Kochen bringen.
2. Die Linsen in einem Sieb waschen und mit dem Lorbeerblatt, je 1 Zweig Thymian und Koriander in das kochende Salzwasser geben. Linsen nach Packungsangabe in 20–30 Minuten weich kochen.
3. Währenddessen das Kürbisstück waschen, von den Kernen befreien, aber nicht schäeln. Kürbis in Spalten und diese in kleine Stücke schneiden. In einem Topf in wenig Wasser in ca. 10 Minuten weich garen.
4. Den Staudensellerie waschen und putzen, vorhandene Blätter abschneiden und beiseitelegen. Die Stange in sehr feine Scheibchen schneiden. In einer Schüssel mit dem Kürbis mischen.
5. Knoblauchzehe schälen und sehr fein schneiden oder durch die Knoblauchpresse drücken. Ebenfalls in die Schüssel geben, das Walnussöl und den Essig hinzufügen. Die Blättchen vom übrigen Thymianzweig abstreifen. Die Blätter der übrigen Korianderzweige fein schneiden. Die Sauce mit Salz, Pfeffer und Thymian würzen.
6. Wenn die Linsen gar sind, sie in ein Sieb abgießen und in der Schüssel mit den übrigen Zutaten mischen. Den Salat vor dem Servieren nochmals abschmecken.

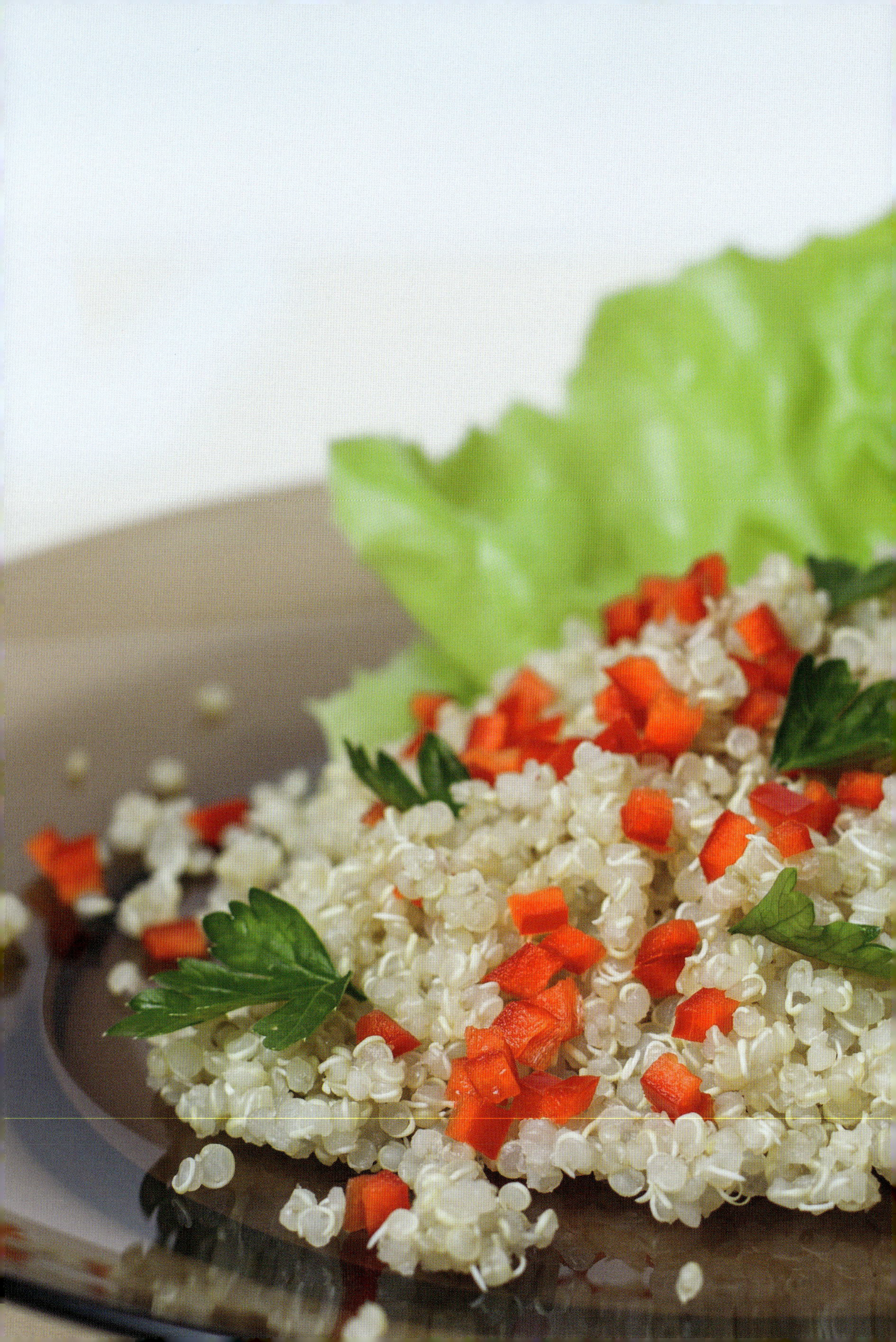

Quinoasalat mit Paprika

Für 2 Portionen
Zubereitungszeit: 30 Minuten

Zutaten

- 80 g Quinoa
- Salz
- 1 EL Sesamsamen
- 3 EL Kürbiskerne
- 150 g Kopfsalat (am besten die inneren hellen Blätter)
- 1 Bund Petersilie
- 4 EL Schmand
- 2 EL Olivenöl
- 2 rote Paprikaschoten (ca. 250 g)
- Chilipulver, Zucker

Zubereitung

1. Quinoa gründlich waschen und in 200 ml Salzwasser mit leicht geöffnetem Deckel in etwa 15 Minuten weich köcheln lassen. Von der Kochstelle nehmen und offen noch 10 Minuten ruhen lassen, dabei immer wieder durchrühren. Eventuell etwas Wasser zufügen, damit der Quinoa nicht zu trocken wird.
2. In einer Pfanne ohne Fett Sesamsamen und Kürbiskerne rösten, bis sie anfangen zu duften und der Sesam goldbraun ist. Dann sofort in eine Salatschüssel umfüllen.
3. Salatblätter waschen, putzen und in einem Sieb abtropfen lassen. Petersilie waschen, trocken schütteln und die Blätter fein schneiden.
4. Wenn der Quinoa gar ist, diesen zu den Samen in die Schüssel geben, Schmand und Olivenöl dazugeben und alles gut mischen.
5. Die Parikaschoten waschen, putzen, in kleine Würfel schneiden, mit der Petersilie unter den Quinoa mischen. Mit Salz, Chili und einer Prise Zucker abschmecken.
6. Die Salatblätter in Streifen schneiden, untermischen und den Salat servieren.

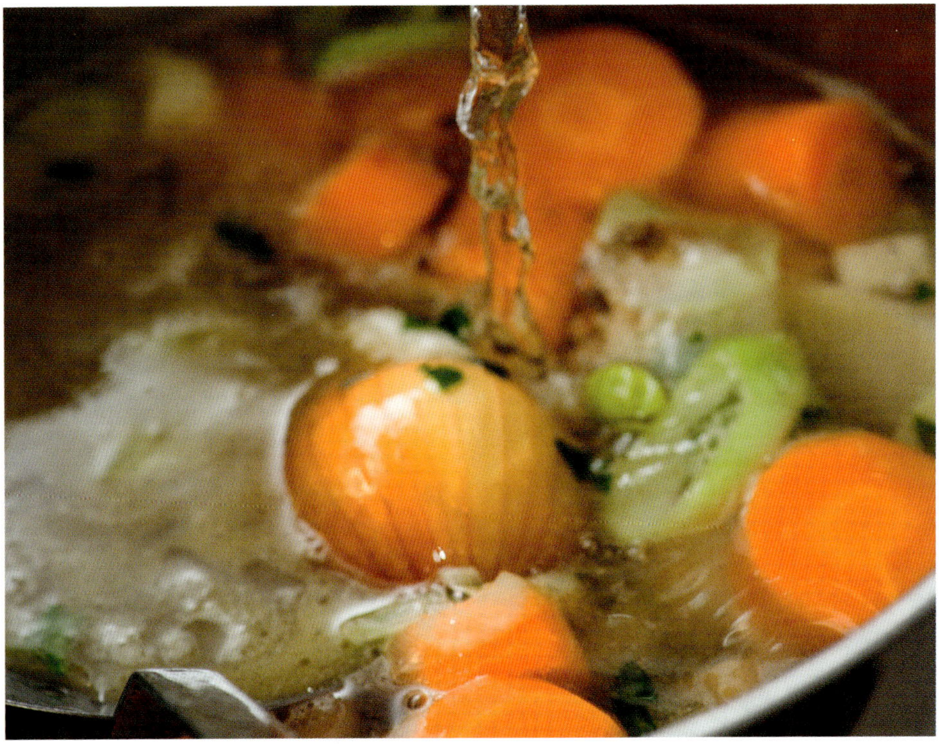

Gemüsebrühe selbst gekocht

Ergibt ca. 2,5 Liter
Zubereitungszeit:
ca. 1 ½ Stunden

Zutaten

- 200 g Knollensellerie
- 200 g Staudensellerie
- 4 Möhren
- 2 Petersilienwurzeln
- 1 Fenchelknolle
- 1 Stange Lauch
- 2 Zwiebeln
- 4 EL neutrales Öl
- 1 Bund Petersilie
- 2 Lorbeerblätter
- 1 TL schwarze Pfefferkörner
- 1 TL Pimentkörner
- 1 TL gelbe Senfsaat
- 3 Gewürznelken
- 1 EL grobes Meersalz

Außerdem

- Passiertuch (bzw. sauberes Geschirrtuch)

Zubereitung

1. Das Gemüse (Knollen- und Staudensellerie, Möhren, Petersilienwurzeln, Fenchel, Lauch) waschen und gründlich putzen. Vorhandene Sellerieblätter nach Belieben für die Garnitur zurücklegen. Die Lauchstange längs aufschlitzen und unter fließendem Wasser ausspülen, dabei die einzelnen Schichten mit den Fingern aufblättern. Alles Gemüse in grobe Stücke schneiden.
2. Von den Zwiebeln nur die äußerste der getrockneten Schalen abschälen, die Zwiebeln dann vierteln. Zusammen mit dem Gemüse in einem großen Topf im Öl unter Wenden mehrere Minuten andünsten, ohne dass eine der Zutaten Farbe annimmt. Petersilie waschen, putzen und im Ganzen zugeben, ebenso die Gewürze. Dann ca. 2,5 l kaltes Wasser zugießen.
3. Alles zum Kochen bringen, einmal aufwallen lassen, dann die Temperatur reduzieren und die Gemüsebrühe zugedeckt ca. 1 Std. bei niedriger Hitze leise köcheln lassen. Anschließend die Brühe durch ein mit einem Passiertuch ausgelegtes Sieb in einen zweiten Topf umgießen und direkt weiterverwenden. Die zurückbehaltenen Sellerieblätter hacken und zur Garnitur verwenden. Alternativ die Brühe abkühlen lassen und aufbewahren (siehe Tipps).

! **Variante:** Die in diesem Rezept genannte Gemüsemischung ist nur ein Vorschlag. Was sich noch eignet für eine Gemüsebrühe: Pastinaken, Wirsing, Kohlrabi, Tomaten, Pilze. Zusätzlich zur Petersilie können Sie auch noch Liebstöckel und Lorbeerblatt zugeben.

! Info: Wenn sie aufbewahrt werden soll (im Kühl- oder Gefrierschrank), dann kann die Brühe auch im Topf abkühlen und erst danach abgegossen werden.

! Tipp: Diese Gemüsebrühe eignet sich – nach Belieben mit ein paar Tropfen natürlich gebrauter Sojasauce gewürzt – auch gut als mineralstoffreicher Durstlöscher.

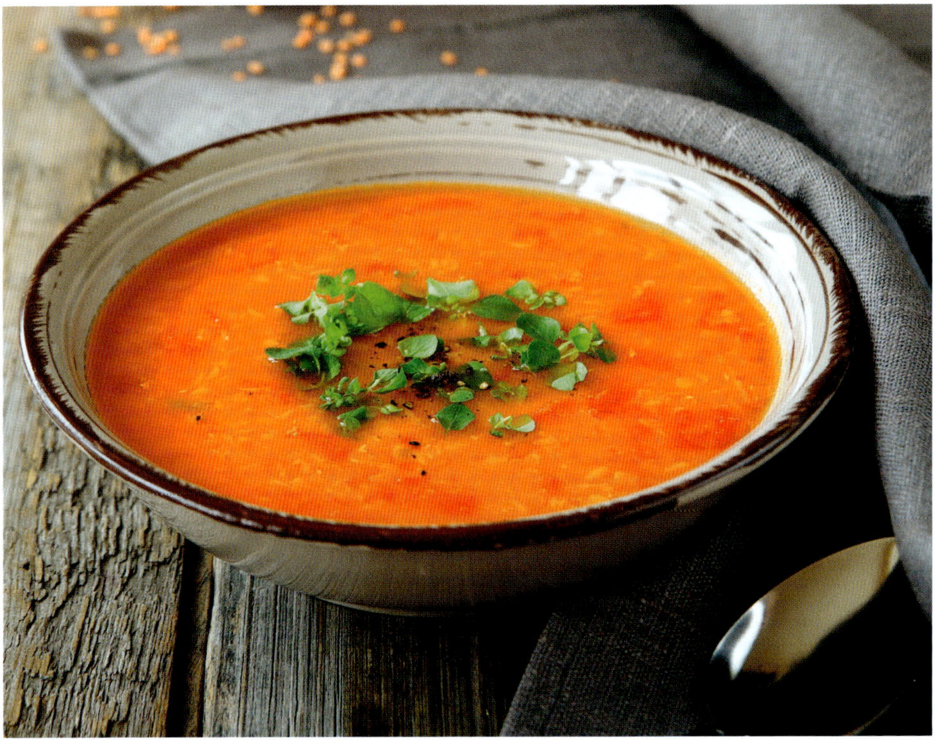

Rote Linsensuppe

Für 2 Portionen
Zubereitungszeit: 40 Minuten

Zutaten

- 2 Zwiebeln
- 2 Knoblauchzehen
- 2 mittelgroße Kartoffeln
- 2 mittelgroße Möhren
- 2 EL Olivenöl
- 500–600 ml Gemüsebrühe (in Bio-Qualität oder selbst gemacht, Rezept s. S. 136)
- 1 Lorbeerblatt
- gemahlener Koriander
- rosenscharfes Paprikapulver
- Chilipulver
- gemahlener Kreuzkümmel (Cumin)
- gemahlener Kardamom
- Salz
- 120 g rote Linsen
- 2 Tomaten
- 1 Bund Petersilie

Zubereitung

1. Zwiebeln und Knoblauch schälen und klein schneiden. Kartoffeln schälen und halbieren oder vierteln. Möhren waschen, schälen und klein würfeln.
2. Olivenöl in einem Topf erhitzen, Zwiebeln und Knoblauch darin glasig dünsten, dann mit Gemüsebrühe auffüllen und diese zum Kochen bringen. Kartoffeln dazugeben. Das Lorbeerblatt und sämtliche Gewürze hinzufügen. Linsen in einem Sieb waschen und in die köchelnde Gemüsebrühe geben. Auch die Möhren hinzufügen. Alles zugedeckt 20 Minuten kochen lassen.
3. Inzwischen die Tomaten waschen, die Haut einmal kreuzweise einritzen. Tomaten für 1–2 Minuten in die kochende Brühe geben, dann herausnehmen, häuten und ohne Stielansatz nicht zu klein schneiden. Wieder in die Suppe geben.
4. Die Petersilie waschen und die Blätter fein schneiden.
5. Nach 20–25 Minuten Garzeit die Kartoffelstücke aus der Suppe herausheben, mit einem Kartoffelstampfer zerdrücken und das Mus wieder in den Topf zurückgeben. Dadurch wird die Suppe etwas sämiger. Wer seine Suppe lieber flüssiger mag, fügt nun noch etwas heißes Wasser zu.
6. Den Topf von der Kochstelle nehmen und die Petersilie dazugeben (nach Belieben einen Teil davon für die Garnitur zurückbehalten. Die Suppe vor dem Servieren nochmals abschmecken.

! **Tipp:** Dazu passt kräftiges Vollkorn-Sauerteigbrot oder auch Schwarzbrot.

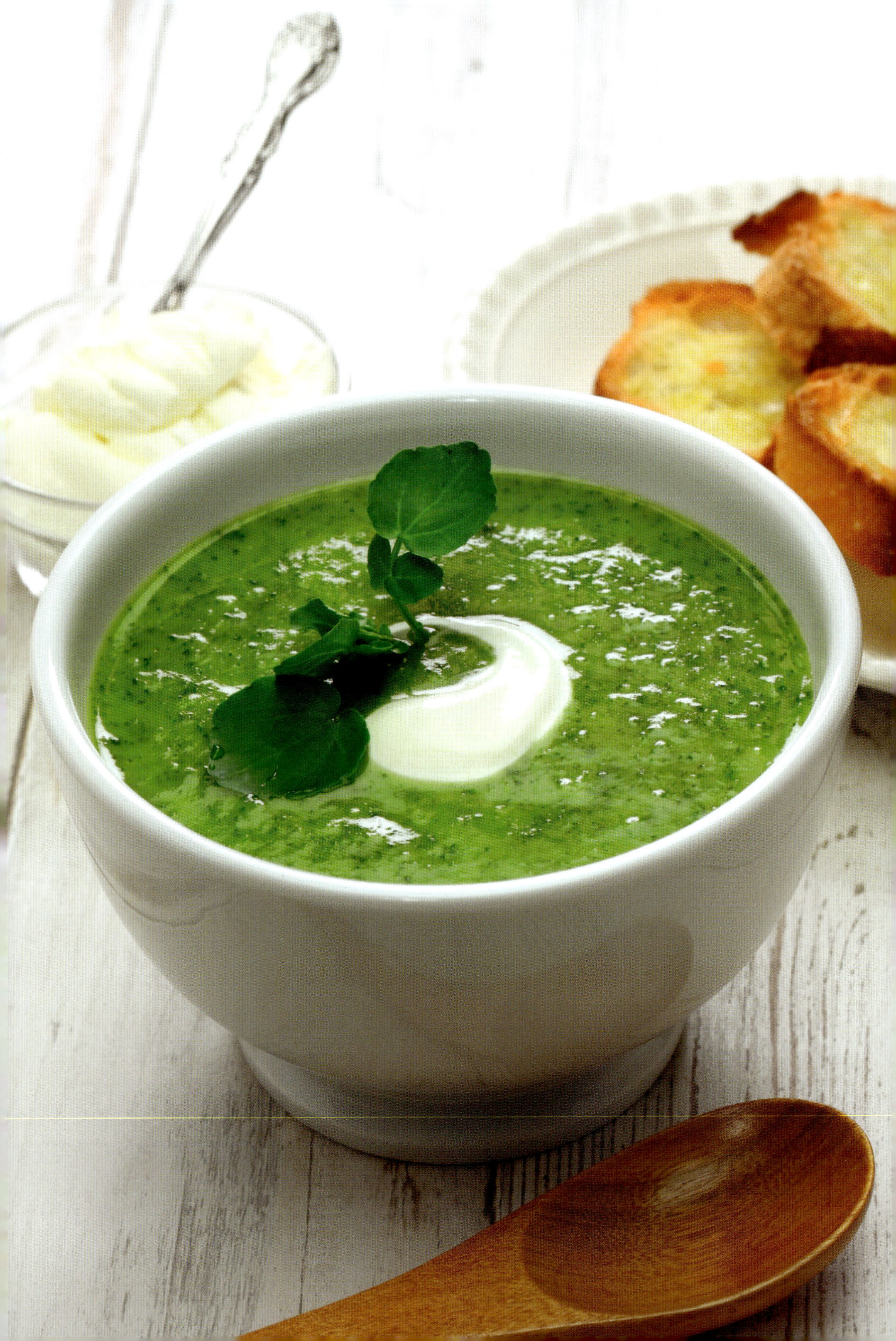

Bärlauch-Löwenzahn-Suppe

Für 2 Portionen
Zubereitungszeit: 60 Minuten

Zutaten

- 1 Bund Suppengemüse
- Salz
- 1 große Zwiebel
- 1 EL Butterschmalz
- 1 Bund Bärlauch
- 1 gute Handvoll junge Löwenzahnblätter (etwa die Hälfte der Menge des Bärlauchs)
- 2 EL Pinienkerne
- Pfeffer
- 100 ml Sahne
- einige frisch aufgeblühte Löwenzahnblüten oder frische Kräuter zum Garnieren

Zubereitung

1. Das Suppengemüse putzen und in grobe Stücke schneiden. In 500 ml kochendes Salzwasser geben und mindestens 45 Minuten leise köcheln lassen. Dann mit einem Schaumlöffel alles Gemüse herausfischen, gut abtropfen lassen und wegwerfen.
2. Während das Suppengemüse gart, die Zwiebel schälen und in feine Stücke schneiden. Butterschmalz in einer Pfanne erhitzen und die Zwiebelstückchen darin glasig dünsten.
3. Bärlauch- und Löwenzahnblätter waschen und quer in feine Streifen schneiden. Beim Löwenzahn die Stängel wegwerfen, beim Bärlauch dagegen auch die Stängel mit klein schneiden. Blattstreifen und Pinienkerne in mehreren Etappen in einem hohen Rührbecher jeweils zusammen mit etwas Gemüsewasser nur kurz anpürieren. Es soll kein homogenes Mus entstehen, sondern noch Blatt- und Pinienkernstückchen übrig bleiben.
4. Das Blattpüree sowie die Zwiebeln samt Butterschmalz in die Gemüsebrühe geben, diese mit Salz und Pfeffer abschmecken, einmal aufkochen lassen, dann von der Kochstelle nehmen.
5. Die Sahne halbsteif schlagen und unterziehen. Die Suppe in Teller füllen und mit Löwenzahnblüten oder Kräutern garniert servieren. Diese können auch mitgegessen werden.

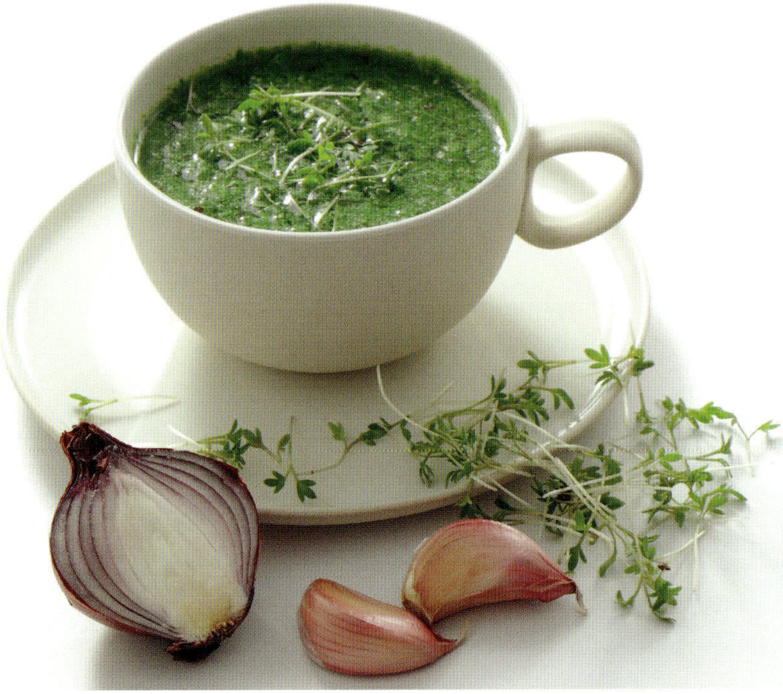

Frühlingskräutersuppe

Für 2 Portionen
Zubereitungszeit:
40 Minuten

Zutaten

- 1 Kohlrabi
- 2 mehligkochende Kartoffeln
- 2 kleine Zwiebeln
- 1 Knoblauchzehe
- 1 EL Olivenöl
- 400 ml Gemüsebrühe (in Bio-Qualität oder selbst gemacht, Rezept s. S. 136)
- Salz, Pfeffer
- 1 Bund Kerbel
- ½ Bund Petersilie
- 1 Bund Dill
- 2 Handvoll gemischte Wildkräuter (z. B. 1 Handvoll Brennnesselblätter, einige junge Löwenzahnblätter und/oder Sauerampfer)
- 100 g milder Ziegenfrischkäse
- 40 g Crème légère
- 1 Kästchen Kresse

Zubereitung

1. Kohlrabi und Kartoffeln schälen und klein würfeln. Zwiebeln putzen und fein schneiden. Knoblauchzehe schälen und ebenfalls fein schneiden.
2. Olivenöl in einem Topf erhitzen und die Zwiebeln mit dem Knoblauch darin kurz anschwitzen, mit der Gemüsebrühe auffüllen, dann Kartoffeln und Kohlrabi hineingeben. Mit Salz und Pfeffer würzen. Das Ganze aufkochen und zugedeckt 20 Minuten garen.
3. Währenddessen Kerbel, Petersilie und Dill waschen und sehr fein schneiden. Auch die Wildkräuter waschen und fein schneiden (oder alternativ mit etwas Gemüsebrühe pürieren).
4. Die weich gekochten Kartoffeln und Kohlrabi nach Belieben in der Brühe mit dem Kartoffelstampfer zermusen oder als Stücke zufügen. Alle Kräuter zur Suppe geben und den Topf von der Kochstelle nehmen.
5. Ziegenkäse und Créme légère mit etwas Flüssigkeit aus dem Topf cremig verrühren, anschließend zur Suppe geben und unterrühren.
6. Von der Kresse einen Teil abschneiden und in die Suppe einrühren. Die Suppe portionieren und mit ein wenig Kresse garniert servieren.

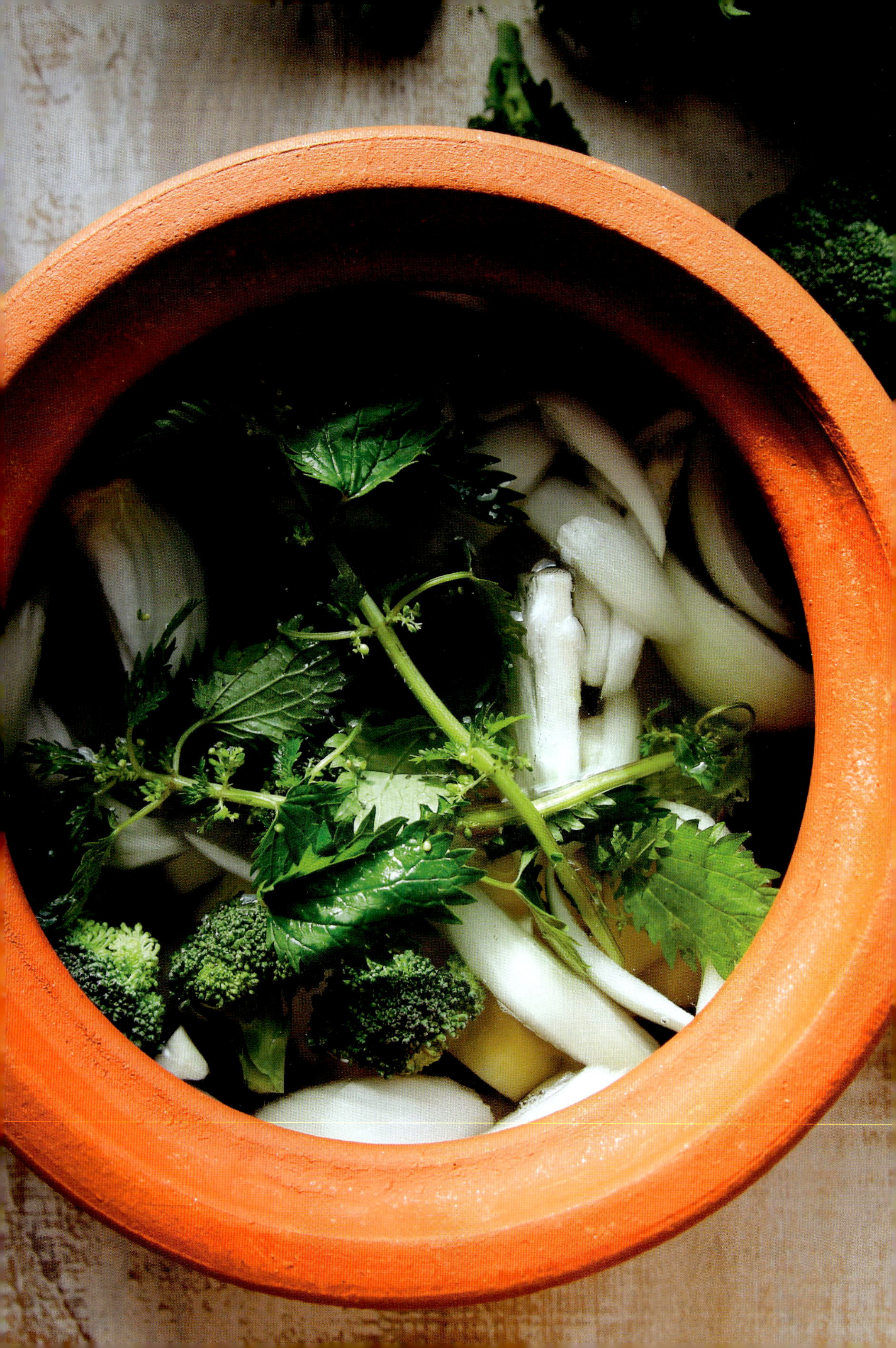

Gemüseeintopf mit Brennnesseln

Für 2 Portionen
Zubereitungszeit: 45 Minuten

Zutaten

- 1 Zwiebel
- 2 Knoblauchzehen
- 1 Kohlrabi
- 250 g Brokkoli
- 1 EL Butterschmalz
- Salz, Pfeffer
- 2 Bio-Mettwürste (oder Bio-Bratwürste)
- 50 g Brennnesselblätter

Zubereitung

1. Zwiebel und Knoblauch häuten und klein schneiden. Frische Kohlrabiblätter, falls vorhanden, vom Kohlrabi trennen und waschen. Blätter mit den Stielen fein schneiden. Den Kohlrabi schälen und in etwa 1 cm große Würfel schneiden.
2. Brokkoli waschen und putzen, in Röschen zerteilen. Größere davon nochmals durchschneiden. Den Strunk schälen und in Würfel schneiden.
3. Butterschmalz in einem Topf erhitzen, Zwiebel und Knoblauch mit Kohlrabi und Brokkoli darin anschwitzen, danach auch die Kohlrabiblätter mit anschwitzen. Das Gemüse leicht salzen und gut pfeffern, 150 ml Wasser zugießen und aufkochen.
4. Die Würste mehrmals mit einer Gabel anstechen und dazugeben. Das Ganze etwa 15 Minuten kochen lassen.
5. Brennnesselblätter waschen und in feine Streifen schneiden, kurz bevor alles gar ist, noch für einige Minuten dazugeben (nach Belieben einen Teil davon für die Garnitur zurückbehalten).
6. Die Würste herausnehmen. Den Topfinhalt grob pürieren. Mettwürste in Scheiben schneiden und zurück in den Topf geben. Wer es etwas »suppiger« mag, rührt noch ein wenig Wasser ein. Den Eintopf vor dem Servieren nochmals abschmecken und ggf. mit dem zurückbehaltenen Brennnesselgrün garniert servieren.

Vegetarische Hauptgerichte

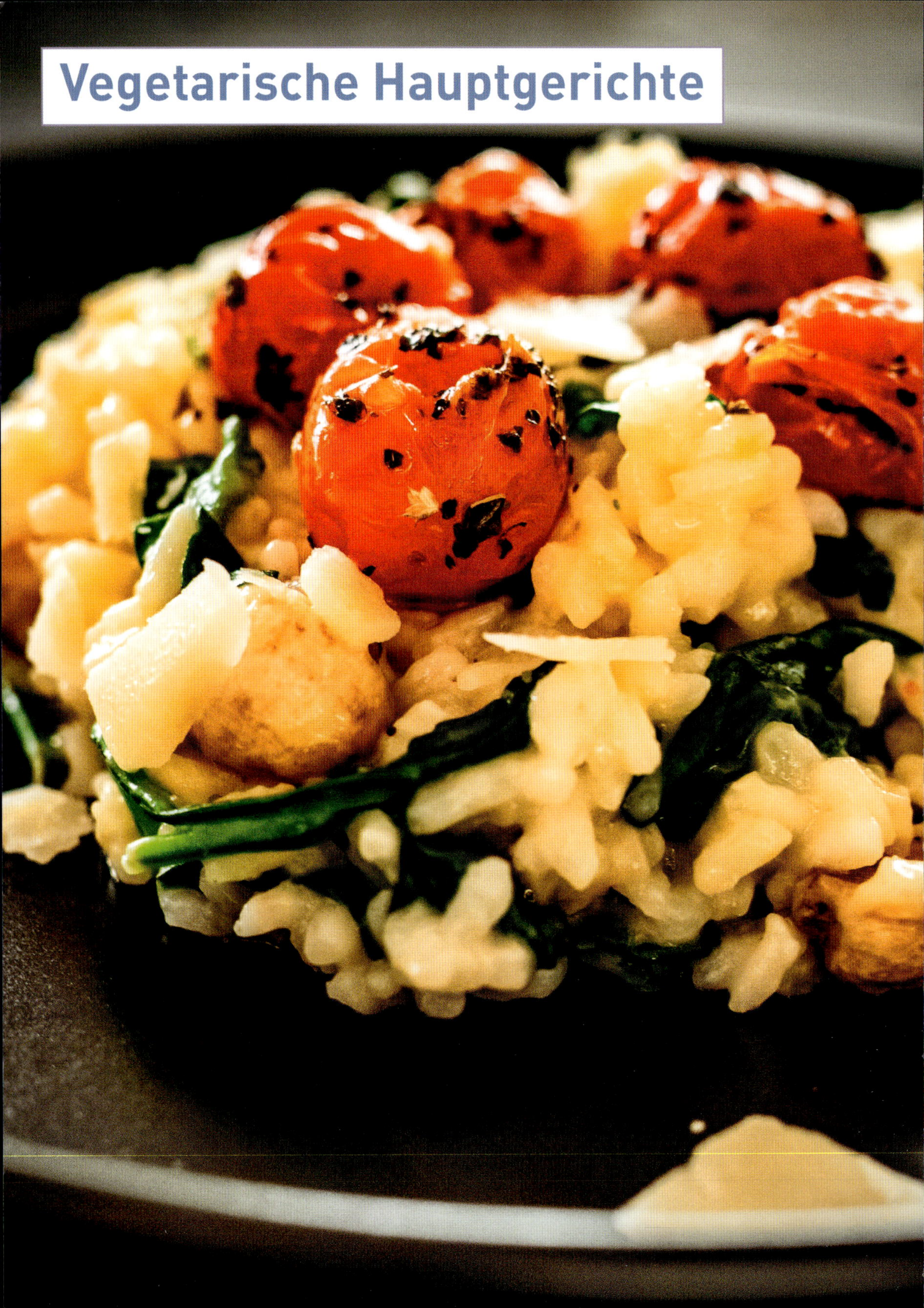

Reis mit gebratenen Tomaten und roher Spinatsauce

Für 2 Portionen
Zubereitungszeit: 40 Minuten

Zutaten

- 150 g Naturreis
- Salz
- 1 EL Olivenöl
- 250 g kleine Tomaten (z. B. Romatomaten oder Cocktailtomaten)
- Salz, Pfeffer

Für die Sauce

- 3–4 Radieschen (ca. 75 g)
- ½ kleine Zwiebel
- 1 Knoblauchzehe
- eine Handvoll getrocknete Mischpilze (ca. 6 g)
- 125 g junger frischer Blattspinat
- geriebene Muskatnuss
- Salz
- 75 g Kräuter-Crème-fraîche

Zubereitung

1. Den Reis in Salzwasser nach Packungsangabe garen.
2. Inzwischen für die Sauce die Radieschen waschen, putzen und vierteln. Die Zwiebel schälen und grob schneiden. Knoblauchzehe ebenfalls schälen. Getrocknete Pilze etwas kleiner brechen und in einen Mixer geben. Radieschen, Zwiebeln und Knoblauch zufügen.
3. Den Spinat gründlich waschen und ebenfalls zu den Zutaten geben. Ca. 5 EL Wasser hinzufügen und die Sauce in einen Topf umfüllen. Die Sauce darin nur leicht erwärmen (keinesfalls kochen), mit Muskat und Salz abschmecken. Kräuter-Crème-fraîche cremig rühren und unter den Spinat ziehen.
4. Wenn der Reis fast gar ist, Olivenöl in einer Pfanne stark erhitzen. Tomaten waschen, abtrocknen, größere halbieren oder in Scheiben schneiden. Die Tomaten einige Minuten im Öl braten, sodass sie weich werden, mit Salz und Pfeffer würzen.
5. Den Reis auf den Tellern verteilen. Gebratene Tomaten anlegen und alles mit der Spinatsauce nappieren.

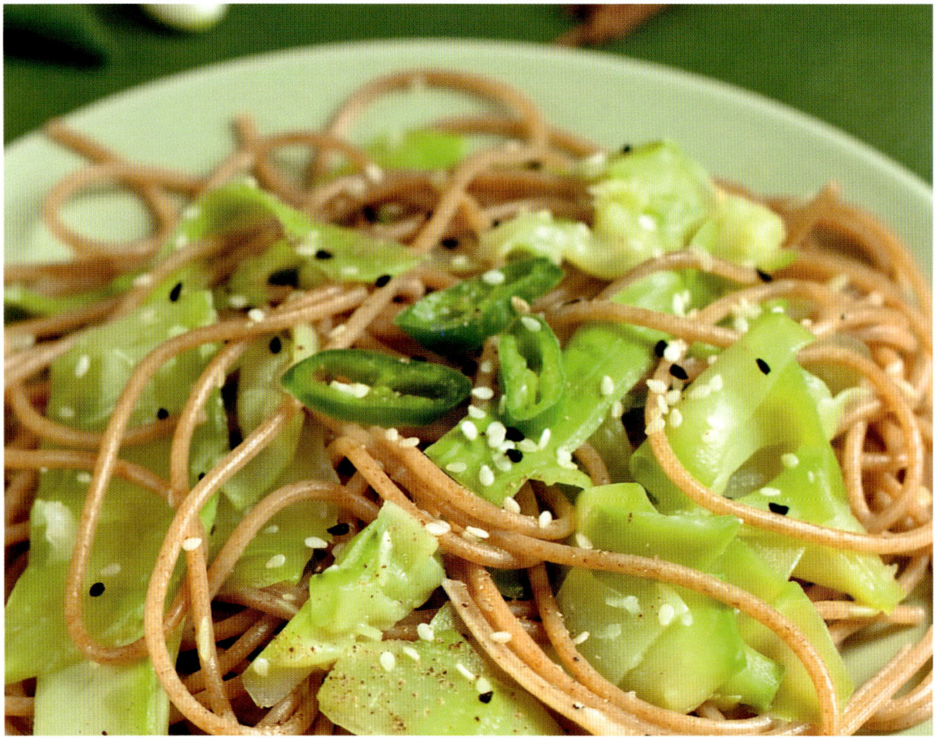

Würziges Weißkohlgemüse mit Pasta

Für 2 Portionen
Zubereitungszeit: 30 Minuten

Zutaten

- 350 g Weißkohl
- 1–2 EL Butterschmalz
- gemahlener Kreuzkümmel (Cumin)
- 80 g junge Brennnesselblätter
- Salz
- ½ Bio-Gemüsebrühwürfel
- 150 g Dinkelnudeln
- 1 große Zwiebel
- 1 EL Rapsöl
- 1 TL Ahornsirup
- 100 g Schmand
- weißer Pfeffer
- geriebene Muskatnuss
- weißer und schwarzer Sesam (nach Belieben)

Zubereitung

1. Weißkohl putzen und in kurze schmale Streifen schneiden. Butterschmalz in einem Topf auf mittlerer Stufe erhitzen. Weißkohl einige Minuten unter Rühren darin andünsten, ohne dass er Farbe annimmt, dann mit einer halben Tasse Wasser aufgießen, den Brühwürfel darin auflösen. Den Kohl mit Kreuzkümmel würzen und zugedeckt köcheln lassen.
2. Inzwischen Salzwasser für die Nudeln zum Kochen bringen und die Nudeln nach Packungsangabe al dente kochen.
3. Brennnesselblätter gründlich abspülen, dann in sehr feine Streifen schneiden. Kurz bevor der Weißkohl weich gegart ist, die Brennnesselblätter noch wenige Minuten mitköcheln lassen.
4. Die Zwiebel schälen und fein würfeln. In einer Pfanne das Rapsöl erhitzen und die Zwiebelwürfel darin glasig dünsten. Dann den Ahornsirup zugeben und die Zwiebel darin karamellisieren. Vorsicht, sie werden schnell braun! Die Zwiebelwürfel sofort zum Weißkohlgemüse geben.
5. Den Schmand unter die Zutaten in der Kohlpfanne mischen und das Gericht mit Pfeffer, Kreuzkümmel, Muskat und Salz abschmecken.
6. Die fertig gegarten Nudeln abgießen und unter den Kohl mischen. Die Mischung noch sehr heiß auf Teller verteilen und vor dem Servieren nach Belieben mit Sesam bestreuen.

! **Tipp:** Mit etwas gebratenem Rinderhack können Sie aus diesem Gericht eine sehr schmackhafte nicht-vegetarische Variante zaubern. Dann nach Belieben ½ Rindsbrühwürfel statt des Gemüsebrühwürfels verwenden.

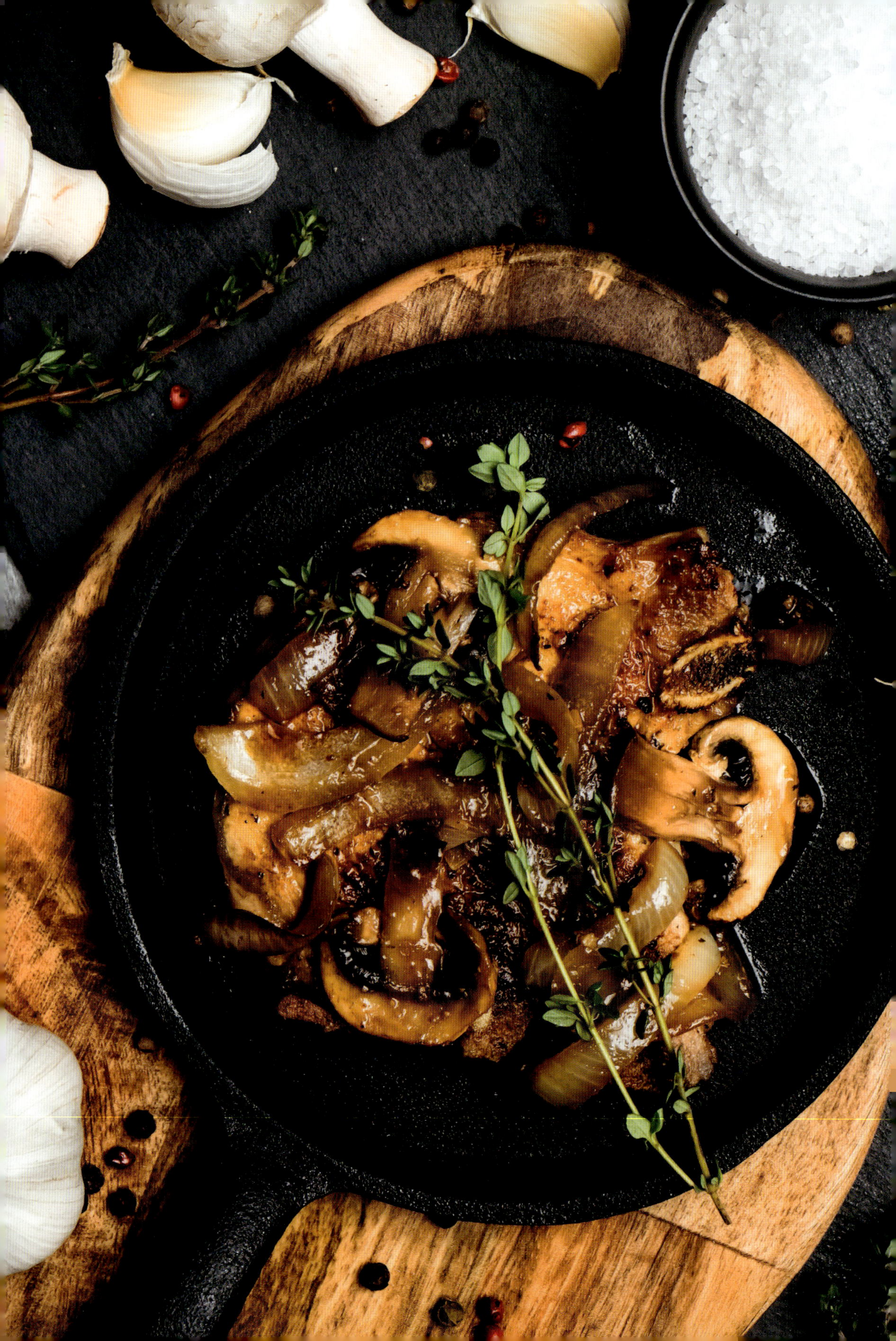

Pilzpfanne mit Pastinaken

Für 2 Portionen
Zubereitungszeit:
30 Minuten

Zutaten

- 200 g Pastinaken
- 150 g Knollensellerie
- 150 g Pfifferlinge
- 200 g Champignons (oder Egerlinge)
- ½ Bio-Gemüsebrühwürfel
- 1 große Zwiebel
- 2 Knoblauchzehen
- 2 EL neutrales Öl
- reichlich frischer Thymian
- Salz, weißer Pfeffer
- 1 EL Leinöl

Zubereitung

1. Die Pastinaken schälen, putzen und in Scheiben schneiden. Sellerie schälen und in kleine Würfel schneiden.
2. Pfifferlinge und Champignons putzen, trockene Anschnitte abschneiden. Die Pilze in etwa 2 cm große Stücke schneiden.
3. In einem Topf wenig Wasser mit dem Gemüsebrühwürfel zum Kochen bringen. Pastinaken und Sellerie darin zugedeckt dünsten.
4. Zwiebel und Knoblauchzehen schälen, klein schneiden und in einer großen Pfanne im heißen Öl kurz anschwitzen. Dann die Pilze dazugeben, unter ständigem Wenden bei starker Hitze mitbraten, bis das Pilzwasser verdampft ist. (Es wirkt erst sehr viel in der Pfanne, verliert aber mit dem Braten an Volumen.) Zugedeckt bei schwacher Hitze weitergaren lassen.
5. Inzwischen den Thymian waschen, Blättchen abzupfen, fein schneiden und zu den Pilzen geben.
6. Die gegarten Pastinaken- und Selleriewürfel mit einem Sieblöffel aus dem Topf heben und unter die Pilze mischen. Pfanne von der Kochstelle nehmen, das Pilzgemüse mit dem Leinöl verfeinern, mit Pfeffer und Salz abschmecken, sofort servieren.

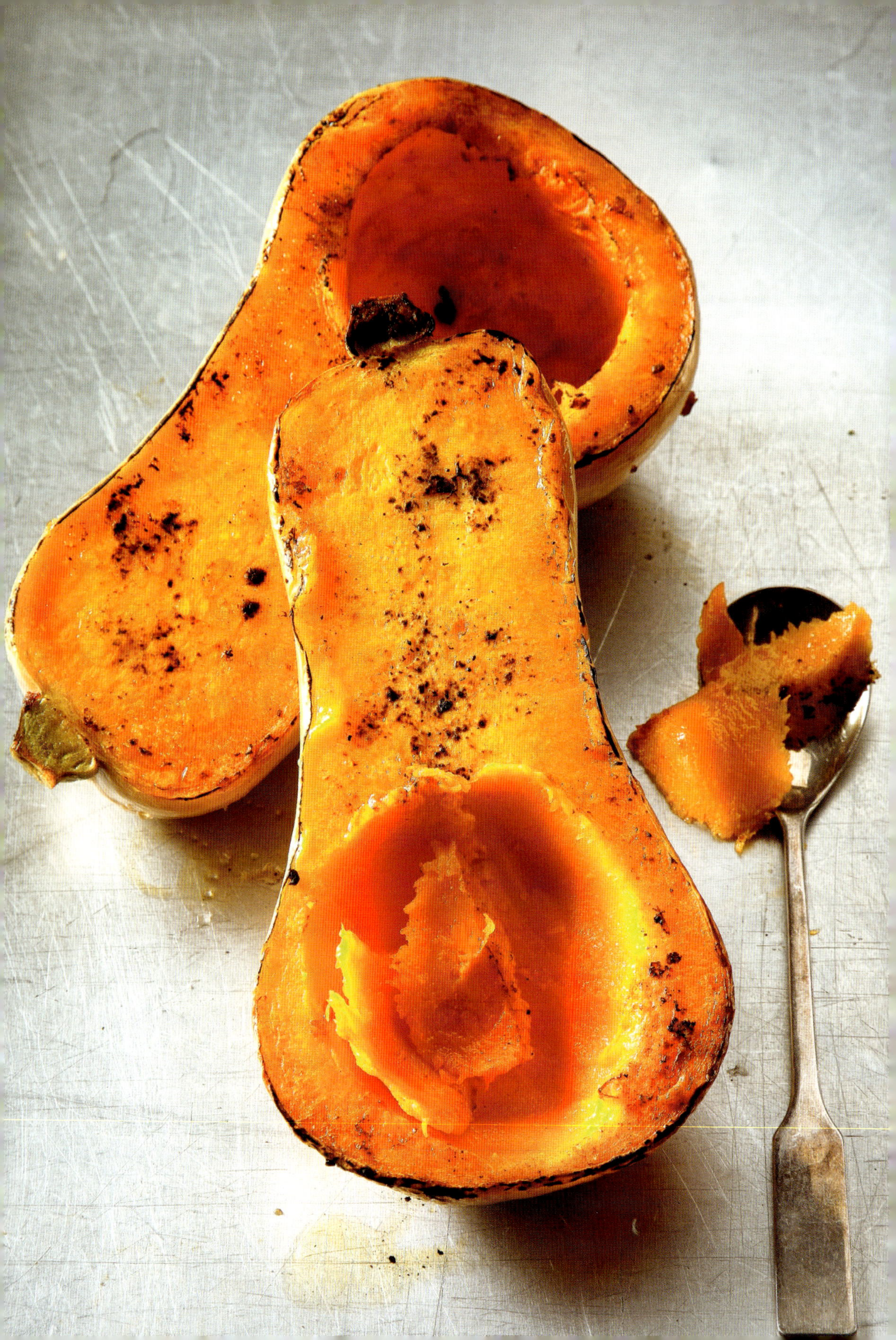

Ofenkürbis mit Kräuterbutter

Für 2 Portionen
Zubereitungszeit:
60 Minuten

Zutaten

- 1 kleiner Butternusskürbis (ca. 800 g)
- 2 EL Olivenöl
- 1 Bund Dill
- ½ Bund Petersilie
- ½ Bund Pimpernelle (oder ein anderes zartes Küchenkraut, Kerbel)
- Salz, Chilipulver
- 100 g weiche Butter

Zubereitung

1. Backofen auf 200 °C Ober-/Unterhitze vorheizen.
2. Den Kürbis waschen, trocknen, längs halbieren und mit einem Esslöffel entkernen. Fruchtfleisch mit einem Messer mehrmals in Streifen tief einritzen. Die Schnittflächen mit Olivenöl bestreichen.
3. Dill, Petersilie und Pimpernelle waschen, trocken schütteln und die Blättchen fein schneiden. Etwas Salz und Chilipulver unter die Butter mischen, die Kräuter ebenfalls gut unterarbeiten und die Butter nochmals abschmecken.
4. Die beiden Kürbishälften in den vorgeheizten Backofen geben (Schnittfläche nach oben) und in etwa 45 Minuten weich garen.
5. Den gegarten Kürbis auf die gewünschte Konsistenz prüfen, wenn diese entsprechend weich ist, den Kürbis auf Servierteller portionieren und mit etwas Kräuterbutter bestreichen. Bei Tisch das Kürbisfleisch immer wieder mit der Kräuterbutter neu bestreichen und ein wenig auf dem warmen Kürbis zerlaufen lassen.

! **Info:** Butternusskürbis hat einen vortrefflichen, leicht nussigen Geschmack und wird beim Garen im Backofen nicht so mehlig wie z. B. Hokkaidokürbis.

! Tipp: Zu dieser Kürbisköstlichkeit aus dem Ofen passen bunter Blattsalat jeglicher Art und ein Klecks saure Sahne.

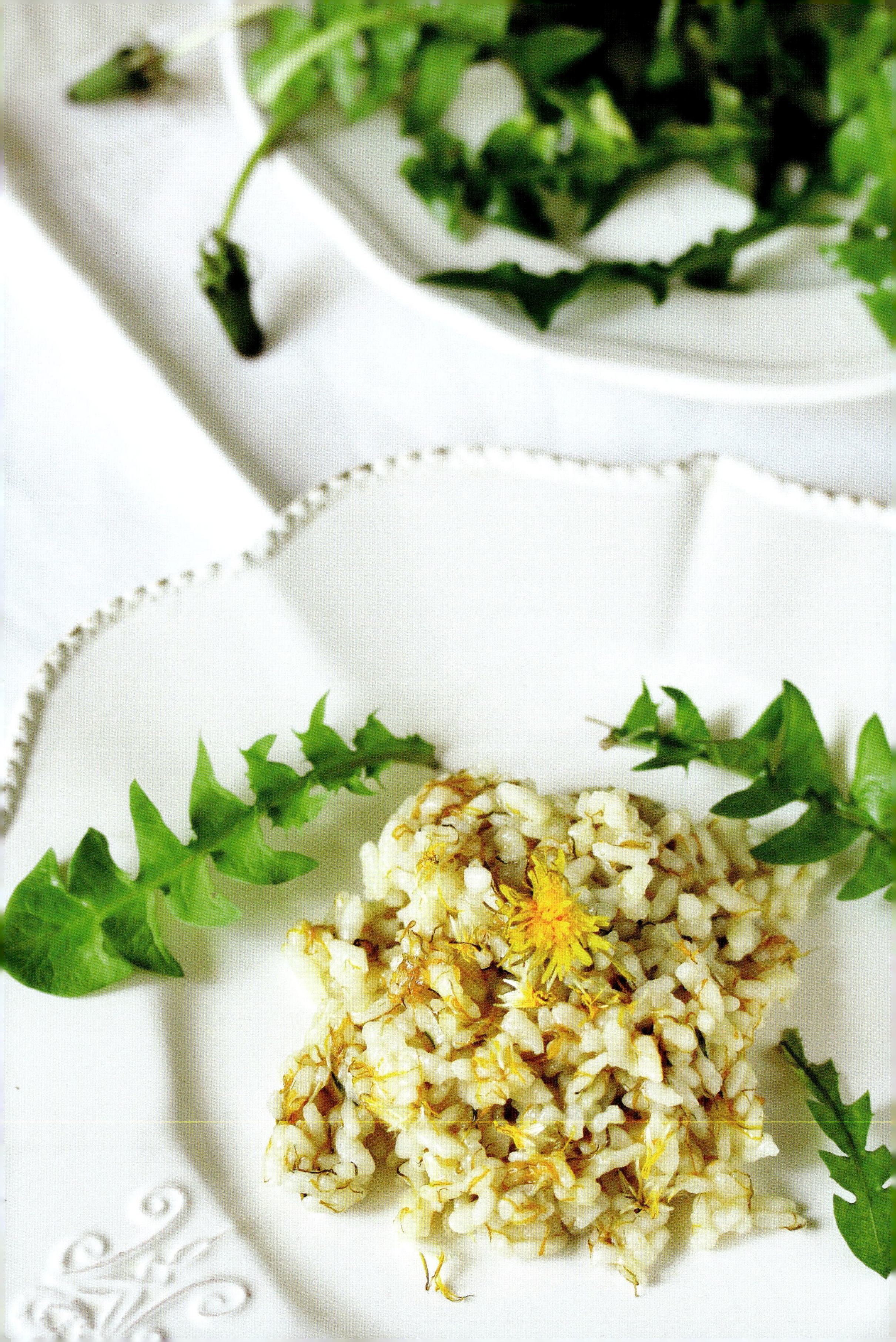

Löwenzahn-Risotto

Für 2 Portionen
Zubereitungszeit: 40 Minuten

Zutaten

- 1 Zwiebel
- 1 Knoblauchzehe
- 1 EL Olivenöl
- 200 g Risottoreis (am besten in Bio-Qualität)
- 100 ml trockener Weißwein
- ca. 600 ml Gemüsebrühe (in Bio-Qualität oder selbst gemacht, Rezept s. S. 136)
- 80 g Löwenzahn
- Salz, Pfeffer
- 30 g Parmesan am Stück
- 1 EL Butter

Zubereitung

1. Zwiebel und Knoblauch schälen und klein schneiden. Das Olivenöl in einem weiten Topf erhitzen und die Zwiebel- und Knoblauchstückchen darin anbraten.
2. Den Reis dazugeben und einige Minuten mitdünsten. Den Weißwein zugießen, das Ganze aufkochen und unter gelegentlichem Rühren bei geringster Hitze weiterköcheln lassen, insgesamt etwa 20 Minuten.
3. In dieser Zeit nach und nach immer wieder schöpflöffelweise Gemüsebrühe dazugeben, einrühren, verdampfen lassen und den Reis zugedeckt weitergaren lassen, bis er weich, aber noch ein wenig bissfesst ist.
4. Während der Reis auf diese Weise gart und quillt, den Löwenzahn waschen, putzen. Einige Blätter für die Garnitur zurückbehalten. Den Rest klein schneiden und mit ein wenig Gemüsebrühe pürieren. Mit Salz und Pfeffer abschmecken.
5. Den Parmesan fein raspeln.
6. Den pürierten Löwenzahn zum Reis geben und unterrühren. Zuletzt den Parmesan und die Butter einrühren. Das Risotto portionieren, nach Belieben mit zurückbehaltenen Löwenzahnblättern und einigen Löwenzahnblüten garnieren und sofort noch sehr heiß servieren.

Rezeptübersicht

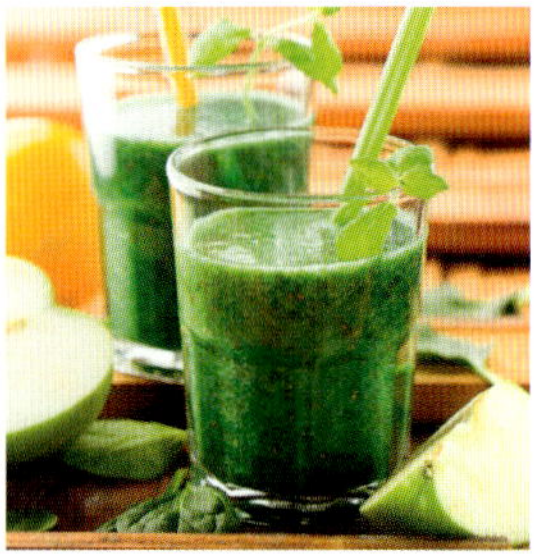

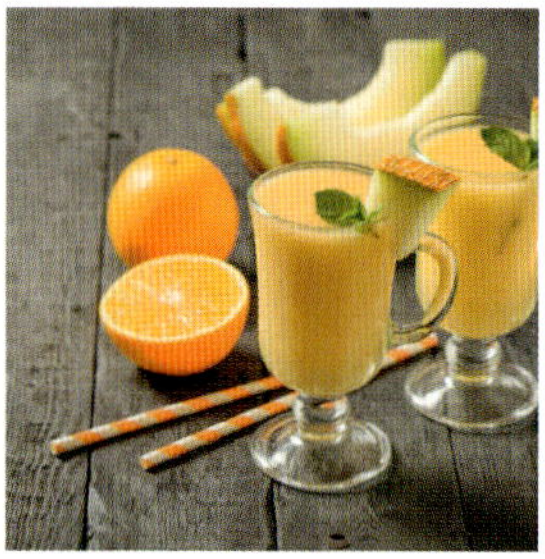

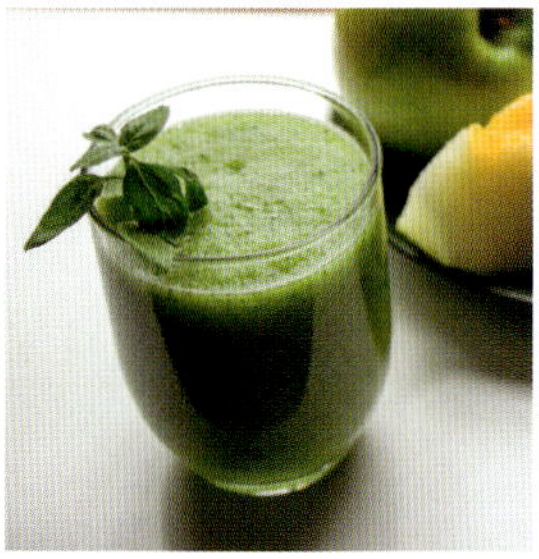

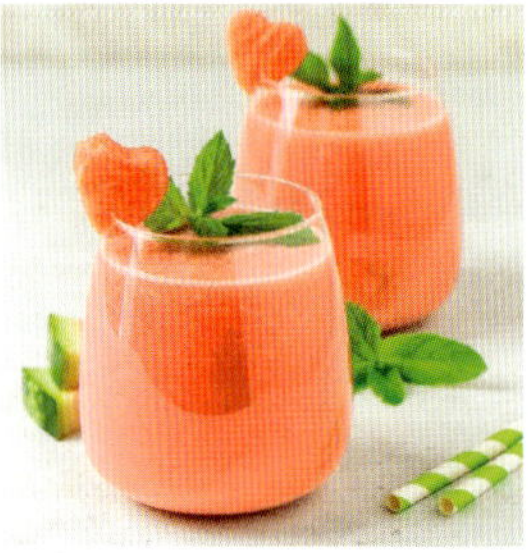

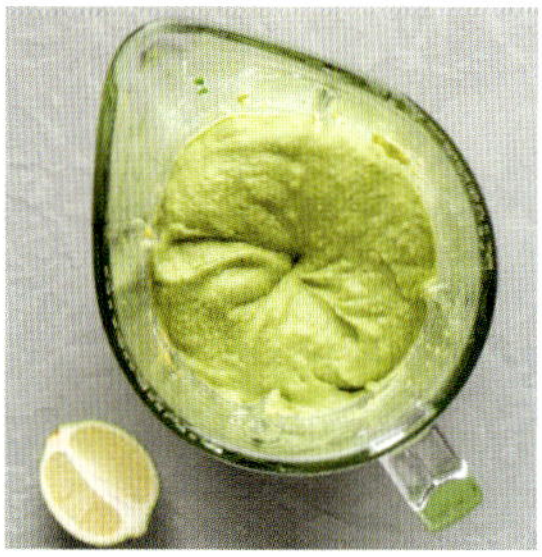

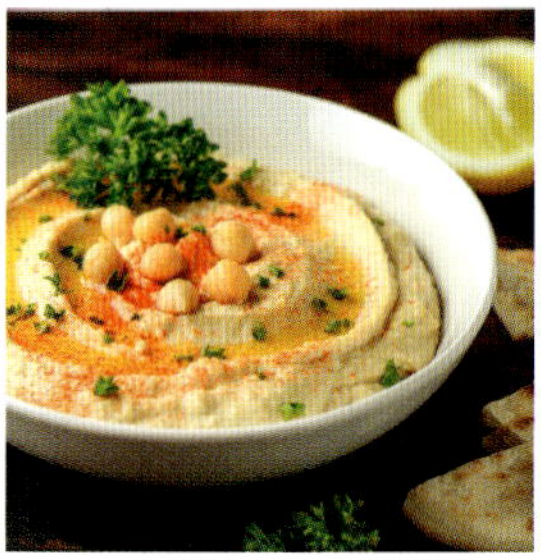

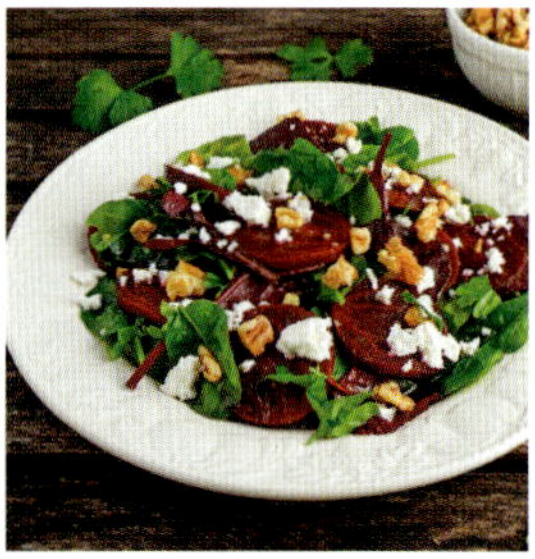

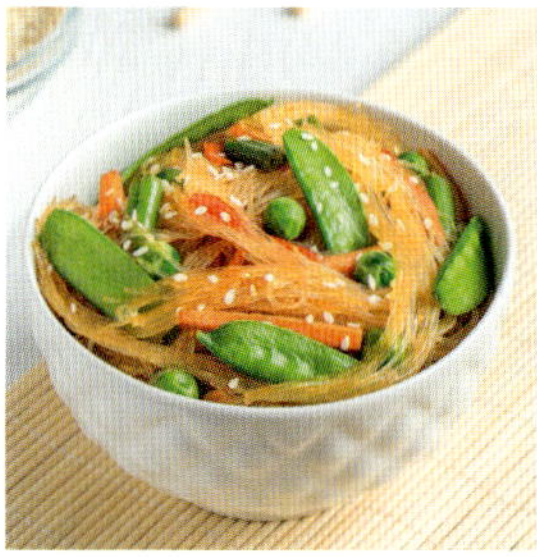

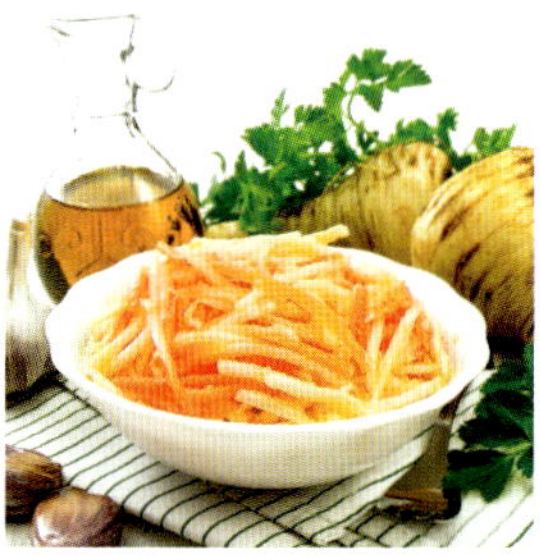

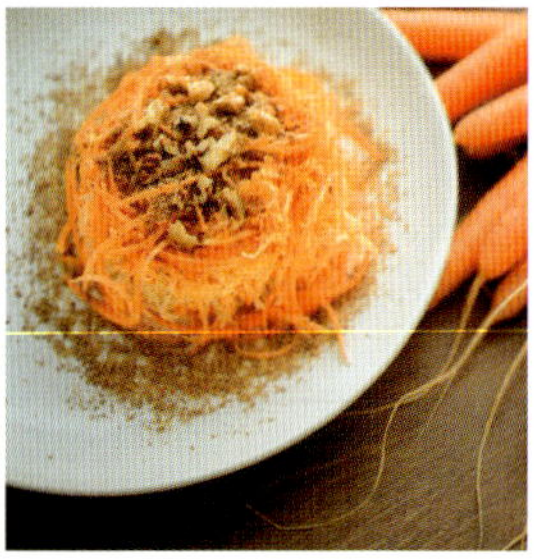

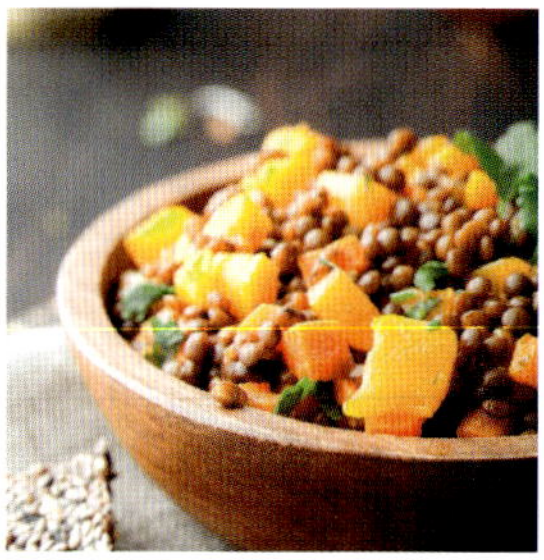

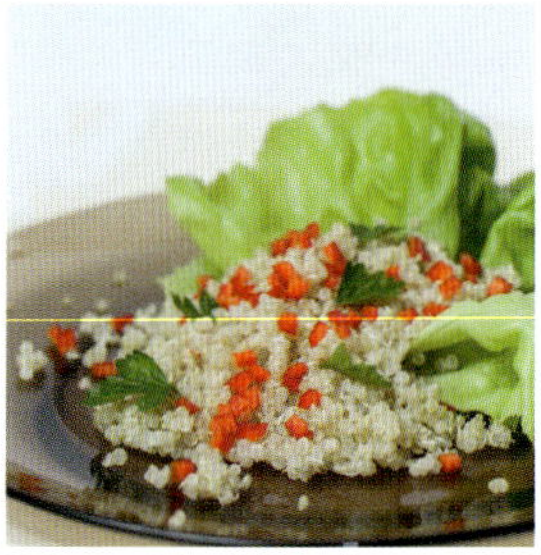

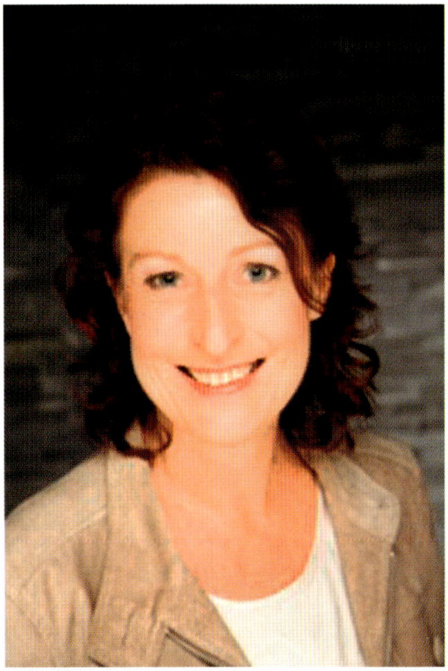

Über die Autorin

Claudia Lenz ist Ökotrophologin und arbeitet seit vielen Jahren als Fachlektorin und Autorin zu Themen rund um gesunde Küche, Freizeitsport und Gesundheit.

Die gebürtige Oberbayerin beschäftigte sich bereits als Jugendliche mit verschiedensten Ernährungsformen, betrieb viele Jahre lang Leistungssport und interessiert sich schon jahrzehntelang für alternative ganzheitliche Lebens- und Therapiekonzepte.

Aus der Feder von Claudia Lenz stammen viele Titel zur kohlenhydratbewussten Ernährung, unter anderem der Bestseller »Low Carb – das 8-Wochen-Programm«. Die entzündungshemmende sowie immunstärkende Ernährung sind weitere ihrer Schwerpunktthemen, mit großem Augenmerk auch auf gesunde Bewegung und Lebensweise.

Eigene Erfahrungen mit schmerzhaften Muskelverhärtungen, unter anderem ausgelöst durch die Bedingungen während der Coronazeit, führten sie zu dem so umfassenden Thema der Triggerpunkt-Selbstbehandlung.

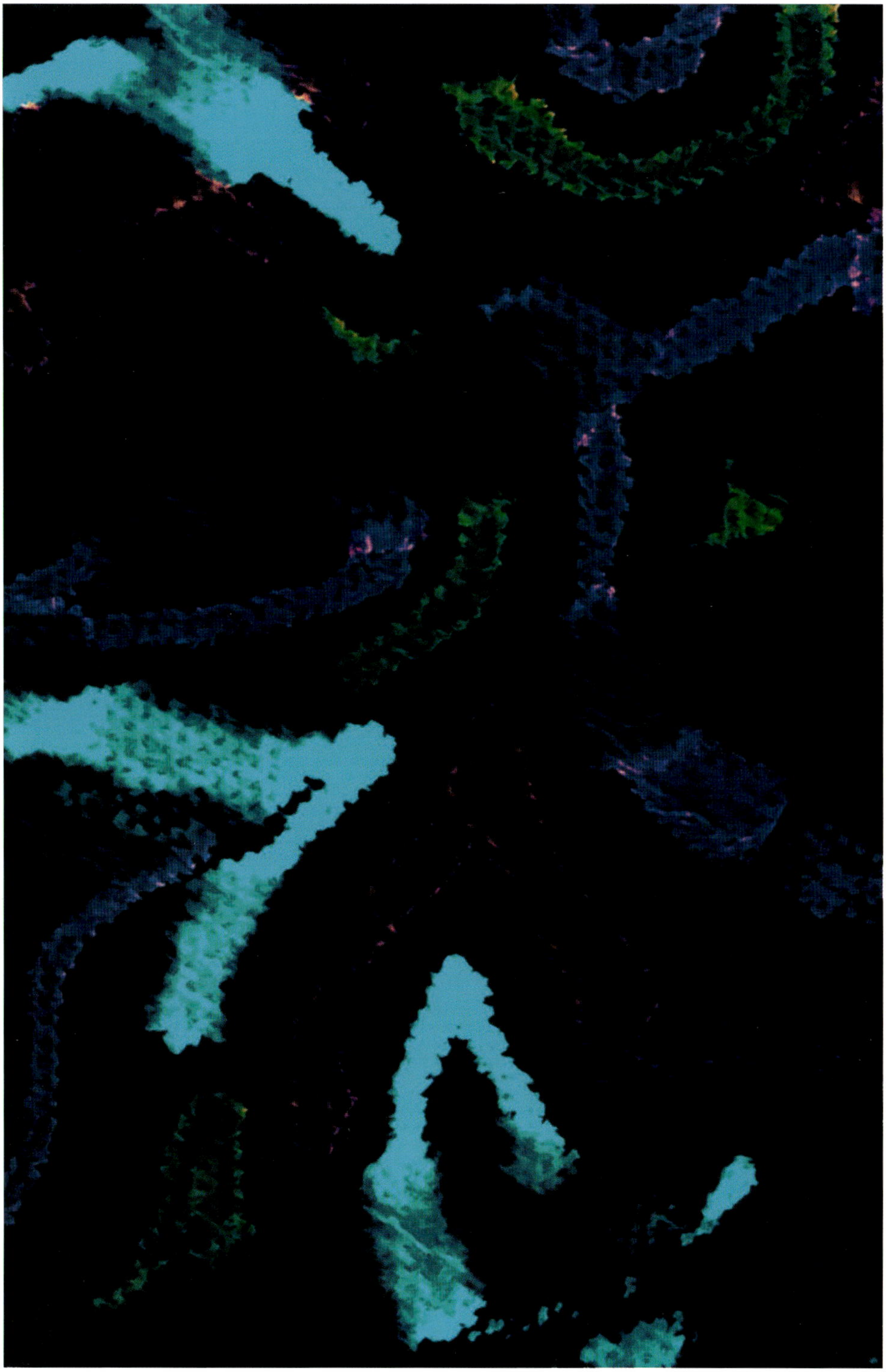

Rechtlicher Hinweis:
Soweit in diesem Buch medizinische Empfehlungen und Dosierungen genannt werden, hat die Autorin größtmögliche Sorgfalt walten lassen. Die Informationen aus diesem Buch können dennoch keinesfalls eine ärztliche Behandlung ersetzen. Über die individuelle Therapie und den gegebenenfalls nötigen Medikamenteneinsatz kann nur in Abstimmung mit dem behandelnden Arzt entschieden werden.

Redaktion:	Schmieder-Media GmbH, Lünen
Gestaltung:	creative Vision, Lünen
Satz:	A flock of sheep, Ratzeburg
Fotografie:	shutterstock.com
Coverfoto:	shutterstock.com
Umschlaggestaltung:	Maria Seidel, atelier-seidel.de
Druck und Bindung:	COULEURS Print & More GmbH, Köln

Printed in the EU
ISBN 978-3-8289-6553-9